U0200525

嗨！中医，你好！

刘冠麟 著

电子科技大学出版社
University of Electronic Science and Technology of China Press

图书在版编目（CIP）数据

嗨！中医，你好！ / 刘冠麟著. -- 成都：电子科
技大学出版社，2019.6
　ISBN 978-7-5647-7006-8

　Ⅰ. ①嗨… Ⅱ. ①刘… Ⅲ. ①中医学—教材 Ⅳ.
①R2

中国版本图书馆 CIP 数据核字 (2019) 第 105406 号

嗨！中医，你好！
Hi！ZhongYi NiHao！
刘冠麟　著

策划编辑　　段　勇
责任编辑　　魏　彬

出版发行　电子科技大学出版社
　　　　　成都市一环路东一段 159 号电子信息产业大厦九楼　邮编 610051
主　　页　www.uestcp.com.cn
服务电话　028-83203399
邮购电话　028-83201495

印　　刷　天津盛辉印刷有限公司
成品尺寸　170mm×240mm
印　　张　12.5
字　　数　180 千字
版　　次　2019 年 6 月第一版
印　　次　2019 年 6 月第一次印刷
书　　号　ISBN 978-7-5647-7006-8
定　　价　69.00

版权所有，侵权必究

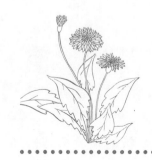

前 言

中医，你是谁？

文/刘冠麟

中医到底是谁？

在普通人眼里，中医就是把脉，喝中药，它的名字叫作苦。

在骗子眼里，它是赚钱的工具，常被推上神坛，成为招摇撞骗的幌子。

在一些自称为现代科学代言的文明人眼里，它是旧俗，是陋习，需要被取缔，被质疑。

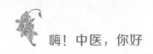

中医，这位历经了无数朝代更迭的老人，常常无奈地看着人们对它表达各种敬仰和诋毁。

但其实它只是希望我们能在生活中自如地运用它的精髓，为我们的身心健康保驾护航。

中医承载着中国古代人民同疾病作斗争的经验和理论知识精华，它的内容之丰富超出我们的想象：五禽戏、针灸、子午流注、香囊的佩戴、音乐养性助眠等等。除了治病外，它还是无数古人用智慧孕育出的一种美好的生活方式。

中医真的很难以亲近吗？

香港浸会大学教授李致重先生在他的《中医复兴论》里概括道："中医学以阴阳五行学说为方法论，以证候为研究对象，形成了以藏象经络、病因机理为核心，包括诊法、治则及方剂、药物理论在内的独特、完整的理论体系。"

多么抽象晦涩的概念，让人望而却步。

然而它就在我们的生活中，不管你是否承认它，喜欢它，它都像大地母亲一样默默地陪伴着你、关爱着你。你只需要偶尔留心一下自己的生活方式，生活习惯就可以认识它。

认识中医

春天，妈妈告诉你不要太早脱厚衣服，要穿得暖暖的，不然容易感冒，这叫"春捂"；

秋天天气转凉，妈妈告诉你不要太早穿厚衣服，好让皮肤能适应寒冷的天气，这叫"秋冻"。

我们不小心在外淋雨回来，就赶快洗热水澡，喝一碗生姜红糖水来预防感冒；

这些都是中医。

目前还有相当多的中医的治疗方法尚未得到科学的认可，因此常有人说中医是封建迷信。

但尚未得到认可，不代表它就是不科学的。

就像经络，以前很多人都认为它不存在。直到20世纪初，荷兰生理学家威廉·艾因索维才，在前人的基础上完善了可以测量生

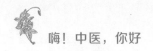

物电的电流计。此后中西方科学家测出了经络和经络的传导，经络的存在才被普遍认可。

中医文化凝聚着深邃的哲学智慧与中华民族几千年的健康理念。如果我们尝试着去了解，它将给我们的生命带来无数的惊喜。

《嗨！中医，你好！》是由我曾给中学生讲过的中医内容改编而成。我希望中医能让孩子们健康成长，同时希望通过传播经典理论，弘扬中医文化。

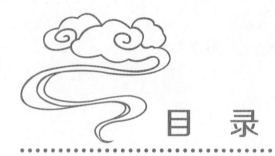

目 录

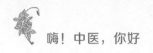

第三章 嗨！中医，你怎么知道我生病了

第四章 嗨！中医，人为什么会生病

第五章 嗨！中医，经络穴位真是神奇

第六章 嗨！中医，针灸推拿有什么作用

第一章

中医，你到底是谁

中、医学是中华民族传统文化的重要组成部分，它与儒、释、道共同构成了中国的核心文化内涵。

它不仅仅是治病的技术，还是一种渗透着中国的文化、哲学、艺术等价值观的一种美好的生活方式。

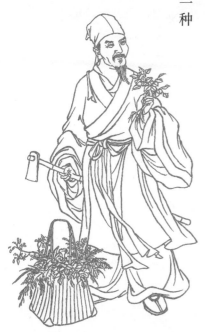

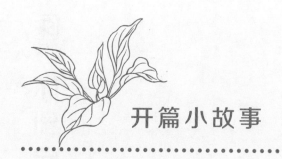

开篇小故事

我从医近 20 年，治愈了许多患者。

有很多慕名来找我看病的人很有趣，有时候遇到一些"求知型"病人，诊室就会出现以下场景。

求医者一脸不敢相信地看着我问："你就是传说中的刘医生？"

我很认真地回答："是的，大家叫我刘医生很多年了。"

求医者惊呼："我以为刘医生是一位白头发、白胡子的老爷爷！"

我只好抱歉地回答："对不起，让你失望了，我既没有白头发，也没有白胡子，更不是老爷爷。"

　　估计每位求医问药的病人都希望自己遇见一位仙风道骨的白胡子老爷爷，毕竟"老中医"就代表着权威和有丰富的临床经验，自己那颗七上八下的心也就有了落地点……

　　但是，老中医就一定很厉害吗？

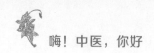

中医不只是中国医生那么简单

春暖花开的时节，我到一所中学给同学们上校外辅导课，同学们对课外老师兴趣浓厚。

我问："同学们知不知道中医？"

同学们争相回答："中医就是喝苦苦的中药！"

"中医就是泡脚足疗！"

"中医就是盲人按摩！"

"中医就是眼保健操！"

"中医就是太极拳！"

千奇百怪，五花八门的回答，让我大感惊讶。

我表扬道："同学们说得都对。我学习中医有 20 多年了，在我眼里，中医是一位学识渊博的老者，他与中国传统文化里的儒家、道家文化渊源非常深。"

一位叫刘小花（化名）的同学特别爱思考，她眨着大眼睛疑惑地问："中医不就是中国的医生吗？"

我说："这个问题问得很棒！"

在 100 多年前"中医"就是专指中国的医生。但是现在中医这个概念太广泛，可以指学习、使用中医的人，可以指一门医学类目，也可以指一个文化体系。

如果中医指代一个人，那么外国的医生用中医疗法和思维方式治病，我们可以称他为中医；中国的医生用西方的医学治疗疾病就算他是中国人，我们也称他为西医。

小花同学表示明白了："就是不管什么人，他用中医疗法和思维方法治病，他就是中医；而用西医治病，他就是西医。不管他是金发碧眼的外国人，还是黑头发黑眼睛的中国人！"

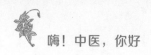

我点点头："果然聪慧！"

小花同学又问："什么是中医疗法和思维方式呢？"

我说："这要从两位老人家的故事说起。"

什么是中医疗法和思维方式

关于中医疗法和思维方式，可以用一位中国老人家和一位外国老人家的故事来说明。

我曾经拜访过一位大山里的乡村医生王医生，那是一位非常和蔼的中国老人家，他只有小学文化水平。因为当地交通极为不便，缺医少药的村庄需要一名大夫，王医生就在村民的一致推荐下接受了三个月的西医医疗培训，成了一名村医。

我到王医生家里做客时，受到他的热情款待，不但吃到了王医生家的土鸡，还吃到了菜园里现摘的黄瓜和青菜。

吃得饱饱的我一脸幸福地问："王医生，你在这里工作忙不忙？"

王医生笑容满面地说："不忙，现在大家生活不错，一般都没

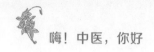

有什么病。"

我访谈了一些村里的老百姓，发现他们都过着日出而作日落而息，与世无争的生活，吃着无污染的蔬菜瓜果。村民们一般都能没病没痛地活到八九十岁，偶尔有些小毛病，都会去找王医生解决。

我问："王医生，你平常看什么病人比较多呢？"

王医生说："感冒发热的多，给他们打几针就好了，我还开了一个发烧门诊。"

我问："王医生，你平常用什么药？"

王医生说："名字太长了，记不住，我就叫它退烧针，效果好得很。"

我第一次感觉自己孤陋寡闻，居然不知道退烧针是什么……

另一个故事，发生在我的读研时期。

当时我参加了一个研讨会，有一位德国老人家做了《为什么当代人类不能缺少中医》的演讲，至今让人记忆尤深。

这位名叫 Manfred Porkert 的老人家能讲一口流利的中文，他还给自己起了个中国名字，叫满晰博。

他是德国慕尼黑大学东亚研究所所长，德国慕尼黑大学汉学、中医理论基础教授，中国中医科学院、国际中医规范辞典执行主编。

他在超过40年的中医教学与研究生涯中（2015年满教授去世），编著出版了无数外文中医书籍，如《中医针灸学》《中药学》《中医基础理论》等，其中《中医基础理论》一书被译成多国文字风靡欧美。

这两位老人家的故事是相反的，一个向"西"跑，一个向"东"跑。

故事主角的受教育程度也大不相同，一个是只接受了初级教育的老农，一个是接受了高等教育的教授。但是这两个版本又有惊人的相似之处。

王医生在大山的村子里开办"发烧门诊"，疗效非常好，十里八乡非常有名，经济收入也很可观。但是，他依然不知道为什么在皮下注射药物后，就能让人退烧。

同样的西方医生开设了大量的"中医门诊"或"针灸门诊"，他们也没有几个可以像满教授那样，知道为什么吃点"草"（中药）

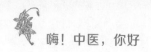

在身上扎几个洞（穴位）就可以治疗各种疾病，但是生意也非常火爆。

我的一个同学在比利时开"中医诊所"，经济效益非常好。

回到小花的问题，那么什么是中医的疗法和思维方法？

中医思维方法以阴阳五行为理论基础，将人体看成是气、形、神的统一体。通过望、闻、问、切，探求病因、病性、病位，分析病机和人体脏腑经络、气血津液变化，判断疾病邪正消长，得出病名，归纳证型，以辨证论治为原则，制订"汗、吐、下、和、温、清、补、消"等治法。

最后选择中医的治疗方法：中药、针灸、推拿、拔罐、食疗等，使人体达到阴阳调和、从而保持年轻健康的状态。

中国悠久的历史离不开中医

小花同学问："岐黄之术和中医有什么区别？"

我回答："在西方医学没有流入中国以前，'中医'不叫中医这个名字，它有独特且内涵丰富的称谓——岐黄之术。"

小花说："就是同一个人有两个名字，对吗？"

我回答："对的，就是同一个人，因为时代不同更换了名字。就像你小时候，乳名叫宝贝，长大后你的学名是刘小花。但是，你依然是你，只是换了一个称呼而已。"

小花又问："明白了，那为什么他以前的名字叫岐黄之术呢？"

我说："这是有故事的，'黄'指的是轩辕黄帝，'岐'是他的臣子岐伯。黄帝常与岐伯、雷公等臣子一起探讨医学问题，很多内容记载于《黄帝内经》这部医学著作中。后世出于对黄帝、岐伯的尊重推崇，将'岐黄之术'作为传统医学的名字。"

"《黄帝内经》是传统医药学理论的渊源，是权威的医学经典著作，其实，中医不仅是治病的技术，还是一种渗透着传统文化、哲学、艺术、价值观等的美好生活方式。学习中医可以修身养性，治病救人……"

小花一脸向往地说："我能学吗？"

"当然可以，我们可以向历代的名医学习，努力成为像他们那样厉害的中医高手。在中医界里，从黄帝、神农、扁鹊、华佗、张仲景、皇甫谧、叶桂、孙思邈、钱乙、宋慈、李时珍、葛洪到近代的张锡纯，中医历史上的名医如天上星斗般璀璨夺目。"

一个叫妙妙（化名）的小女孩问："为什么他们是名医呢？"

"因为他们留下的巨著奠定了他们不可撼动的名医位置。《黄帝内经》《神农本草经》《濒湖脉学》《伤寒杂病论》和《千金方》等著作，至今仍然是医学生治病救人需要熟记的经典。这些经典经历了千百年历史的洗礼，依然散发着夺目的光彩。"

妙妙一脸好奇地问："刘医生，那你是名医吗？"

我摇摇头："我学中医20多年，还在努力中……不过，在民间有很多中医虽然没有著作，但他们也是当地非常出名的医生。"

妙妙很兴奋地说："对，我爷爷就曾说他以前遇到过一个悬壶济世的老中医，壶子是怎么跟老中医扯上关系的？"

我笑着回答："这是一个典故，出自《后汉书·费长房传》，有一位老翁卖药于闹市，悬一壶于市头。老翁给人治病，药到病除，他的诊位往往被围得水泄不通。可每到日落收市后，他就忽然消失得无影无踪，离开的地方只余一葫芦。故后人称医生的功绩为悬壶济世。此后医家也喜欢把葫芦作为招牌，你爷爷是在称赞老婆婆医术、医德都超群。"

妙妙又说："刘医生，你也悬壶济世吗？"

我笑笑不答，我觉得自己要称得上"悬壶济世"四个字，还需要在中医的道路上继续奔跑几十年。

妙妙非常感兴趣地问："悬壶济世的典故很有趣，还有没有其他中医典故呢？"

这里，我就列举两个关于中医的典故。

典故 1：杏林

三国时期的董奉医术高明，医德高尚，为人治病不收分文，只需被治愈者在他房前栽杏树。重症愈者种 5 株，轻症愈者种 1 株。数年后，蔚然成林，红杏累累。

董奉建一草仓，告知需要杏果的百姓不用付钱，可以拿一器谷子来换一器杏果，用杏果换来的谷子救济贫民。

人们为感激董奉，送他"杏林""誉满杏林""杏林春暖"等匾额，后来，这些赞誉之词逐渐成为医德高尚、医术高明的医者雅称。

典故 2：病入膏肓

晋景公听信谗言杀害忠臣赵盾的后代，两年后的一晚，晋景公梦见厉鬼，披头散发，捶胸顿足骂道："你伤我子孙不仁不义，我已向天帝诉冤！"说罢，毁坏大门向晋景公扑来，景公大恐，此后景公一病不起，一天比一天严重，故派人求秦桓公派遣名医医缓，来给他治病。

医缓未到，景公梦见两个童子，其中一个童子说："医缓是高明的大夫，他来治病恐怕会伤害到我们，我们躲避到什么地方才安全呢？"

另外一个童子回答说："我们躲在肓之上，膏之下，医缓名医来了又能把我们怎么样呢？"

医缓来到晋国给景公诊病后说："这个病已经不可治了，病在肓之上，膏之下，不可用灸法，也不可以用针法，药力也不能达到。"

景公哀叹道："医缓诊病，与我梦境一丝不差，真神医也！"于是厚礼送医缓回秦国。

膏肓，在古代医学中是指保护心脏的脂膜。病入膏肓，就是病邪侵入到了人体的最后一道防线，艾灸、火攻、针刺、服药等都不能达到的位置，也就是老百姓说的无可救药。

无独有偶，中医经络学说中的膀胱经第 43 个穴位名为膏肓俞，位于背部第四胸椎棘突旁开三寸，离心脏非常近。

妙妙说："今天又长知识了，中医太好玩了！"

我说："中医真的很好玩，刘医生已经跟它玩了 20 多年，还打算继续跟它玩。你说它是不是很有趣？"

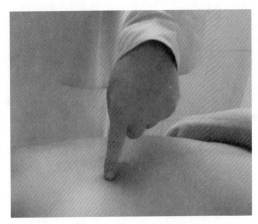

（袁医生食指头的位置就是膏肓穴）

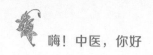

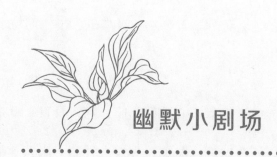

幽默小剧场

刘医生："嗨！我就是中医，很高兴认识你！"

小媛回："是吗，有多高兴？"

刘医生："八分或九分高兴。"

小媛回："为什么不是十分高兴？"

刘医生："还留一分别的感觉可以吗？"

第二章

中医，你和西医有什么不一样

中西医都是人类智慧的结晶，它们各有所长，我们应该客观地看待和应用它们。

生病时，只要找对方法，找对医生就行了。我们既可以选择看中医，也可以选择看西医。无论是中医还是西医，都是以救死扶伤为己任的。

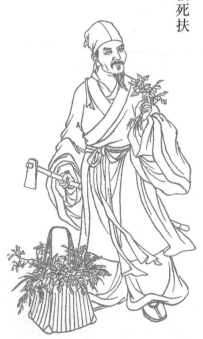

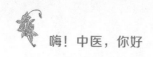

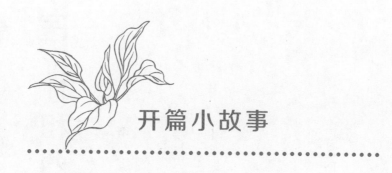

开篇小故事

我行医多年，有许多十分信任我的病友，无论身体有任何问题，都会找我解决。

有一位六十岁的女性，热性体质，养成了不符合自己体质的饮食习惯：喜欢麻辣食品。因此患上了阑尾炎，急性发作过 3 次，都让我采取中医的保守治疗手段。

她第 4 次发作找到我时，我根据她的急性发作症状，让她立即接受手术治疗。

她非常害怕，用哀怨的眼神看着我问："刘医生，你不是中医吗？保守治疗不行吗？为什么一定要用西医手术？"

我理直气壮地回答："谁说中医就不能做手术？中医名方麻沸散就是为外科手术而发明的。"

中医和西医是对立的吗

现在中医和西医两大阵营，常常因为一些鸡毛蒜皮的小事在网络上吵得不可开交。

有一次，我的一位牙医同学夸我医术了得，让我去网上接受一个中、西医挑战：诊脉是否可以准确断定早期怀孕。

这个提议被我直接拒绝了，我和他说："现在科学这么发达，去医院做个超声波检查就可以确诊，我为什么要接受这种挑战？为了证明我脉诊技术很好吗？为了证明中医的神奇吗？为了证明中医脱离现代科学也可以存活吗？"

我常常不理解，明明中、西医可以完美地结合在一起，为人类造福，为什么要把边界分得那么清楚，甚至还对立？

中医和西医是两个理论体系完全不同的生命科学，他们就是人类健康的两大保护神，就是帮助我们顺利走向生命尽头的两条腿，左腿和右腿，中医和西医缺一不可。

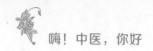

中医和西医的两大区别

中医和西医的区别，主要表现在两个方面：第一是两者的身世不一样；第二是两者对人体产生的作用不一样。

中医的身世

中医学是中华民族优秀文化遗产，它发源于黄河流域，在3000多年前的殷商甲骨文中，就有关于医疗卫生以及十多种疾病的记载。

我个人认为它的发展经历了从远古至春秋、战国至秦汉、晋唐、宋金元、明清及20世纪6个时期。远古至春秋时期为原始的中医药起源和经验积累阶段。

中医药学的初步确立

中国有一则著名的神话故事——《神农尝百草》，是说神农看到百姓得病，于是跋山涉水，尝遍百草，"一日遇七十毒，由是医方兴焉"，神农识别了百草，发现了具有医疗价值的草药，为人们留下了宝贵的医学经验，后因误食断肠草中毒而逝。

这个传说反映了我国古代劳动人民在与自然和疾病做斗争的过程中发现药物、积累医学经验的艰苦过程。

《神农本草经》是秦汉时期众多医学家搜集、总结先秦以来丰富药学资料而成的，是现存最早的药学专著，本书记载药物365种，是对中医药的第一次系统总结。

它的问世，标志着中药学的初步确立。

中医药学的理论奠基

战国至秦汉时期，诸子蜂起，百家争鸣。

医家们在实践中不断总结完善前人的治疗经验，并融合当时的天文、地理、音律、美学，甚至军事、武术等多个领域的文化内涵，

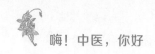

逐渐形成了一套完整的中医学理论体系。

《黄帝内经》《白氏外经》《扁鹊内经》《五十二病方》《伤寒杂病论》相继问世。

尤其是《黄帝内经》及《伤寒杂病论》奠定了中医学的理论基础。

中医药学的经验积累

晋唐时期积累了丰富的临床用药经验，诸多医书保存并记载了大量的方剂与药物，为金元时期的医学创新奠定了基础。

隋唐时期中医界出现了一位传奇式的人物，他就是被后人尊称为"药王"的著名医药学家——孙思邈，我国现存的很多"药王殿"内都奉祀他的真人铜像。

孙思邈幼时天资聪颖，年长爱好道家学说，遍访名医，修习医学，后因社会动乱，隐居陕西境内的秦岭太白山一带，由于他医德高尚，医术精湛，朝廷下令征孙思邈为国子监博士，被他拒绝，他选择"济世活人"作为他的终生事业。

他重视民间医疗经验，广搜民间验方、秘方；他博览众家医书，总结唐代以前的医学理论加以分类记载，著书立说，至今广为流传的主要有《千金要方》《千金翼方》《摄生论》等，公元 659 年他参与完成了世界上第一部国家药典《唐新本草》。

其中一篇传世经典《大医精诚》就出自孙思邈所著《备急千金要方》第一卷，是中医学典籍中论述"医德"的一篇极重要文献，为所有中医生的必读篇。

《大医精诚》论述了有关"医德"的两个问题：

第一是"精"，即要求医者要有精湛的医术，认为医道是"至精至微之事"，习医之人必须"博极医源，精勤不倦"；

第二是"诚"，即要求医者有高尚的品德修养，以"见彼苦恼，若己有之"感同身受的心，策发"大慈恻隐之心"，进而发愿立誓"普救含灵之苦"。

孙思邈善养生，据说他活了一百多岁，他的"养生十三法"流传至今。

发常梳（明目，防脱发治头痛）

目常运（明目）

齿常叩（促进肠胃运动，防蛀牙和老化）

漱玉津（强健肠胃，延年益寿）

耳常鼓（增强记忆和听觉）

面常洗（面色红润防皱纹）

头常摇（防止颈椎病）

腰常摆（阳气固肾，防止腰痛）

腹常揉（腹部胀气）

摄谷道（长寿秘诀）

膝常扭（保护膝关节）

常散步（运动）

脚常搓（治失眠、降血压、缓解头痛）

中医药学的发展时期

宋、金、元时期，战争连绵，疫病流行。统治者对人们的思想束缚相对较少，文仕通医，故而涌现了像刘完素、张元素、张从正、李杲、王好古和朱震亨这样的名医。

他们提出了"脏腑辨证说""归经学说""内伤脾胃，百病由生""病由邪生，攻邪已病"和"相火论"等经典学说。中医基础理论和临床各科都取得长足的发展与进步，诸多流派纷呈，故有"医之门户分于金元"之说。

到了明代，中医学理论体系渐臻成熟，临床各科诊治水平明显提高，经典著作考释取得了丰硕的成果。中医界出现了一个里程碑式的人物，他就是李时珍，他的医学巨著《本草纲目》至今被医学界推崇备至。

李时珍自 1565 年起，先后到武当山、庐山、茅山等地收集药物标本和处方，并走访农民、药工、捕蛇者，参考历代医药书籍900 多种，以自己的临床实践经验为基础，考古证今，历经 27 个寒暑，完成了 192 万字的巨著《本草纲目》，被后世尊为 "药圣"。

清代处于封建社会的晚期，社会发展呈现错综复杂的局面，但中医学依旧有新的成就，一是温病学说的形成；二是大力推行人们水痘接种以预防天花，这是中国乃至世界医学史上光辉灿烂的一页。

20 世纪的中医药学

20 世纪前半叶，社会文化背景十分复杂，中医学的发展处在一个特殊的历史阶段，受到政府的歧视和限制。

中医学在学术革新和抗争运动相互交织的困难条件下缓慢地发展，"改良医学"成为这一时期中医学变迁的总基调。

勇于接受新思潮的医家们开始重视中西医的融合，形成中西医汇通思潮和学派。张锡纯先生是我国医学史上学贯中西的杰出人物，医界称其为"执全国医坛之牛耳者"。他博采众家之长留下传世名著《医学衷中参西录》，书中收录他运用中西医结合方法治愈病患的大量案例注释，为中西医结合开辟了一条光明大道。

20世纪后半叶，新中国成立后，极为重视中医学的发展，取得了巨大的成就：积极建立中医药和针灸研究机构，大力发展中医学教育，在全国兴办中医医院，成立中医药学术团体，大规模校勘整理出版中医古籍等等举措，使中医学进入了前所未有的发展时期。

西医的身世

公元前460年，"医学之父"希波克拉底诞生于希腊科斯岛上的一个医学世家。虽然2000多年过去了，他在西医学界的位置仍然是不可撼动的，直到现在，西医医学院的学生，入学的第一课几乎都是《希波克拉底誓言》。

虽然在《希波克拉底誓言》中的第一句是："仰赖医药神阿波罗、阿斯克勒庇俄斯、阿克索及天地诸神为证，鄙人敬谨直誓，愿以自身能力及判断力所及，遵守此约。"但是希氏医学学派在本质上与巫术和宗教的切割是比较彻底的，他并不认为诸神是疾病原因，也不认为治疗疾病需要依靠神祇。

这一古老的学派有一个原则一直被医学界所奉行，即"不伤害原则"，就是医生无论做何种处置，前提是不能伤害病人。

在当时希氏学派的影响下，西医学强调人体与心灵、人体与自然的相互联系，并认为健康主要取决于情绪状态、环境、饮食、锻炼等因素，要求医生应当特别重视研究每个病人的个体健康独特性，强调病人和医生之间的主动合作。

希氏学派还创立了四体液学说：认为机体的各个部分是相互联系的，身体中充满了各种液体。这些液体的平衡是机体赖以生存的基本条件，它们的平衡与否反映在气色、气质和性情上，这些认知与中医学有很多相似之处。

正是因为这一学派的努力，才让西方医学与神秘主义的巫术和宗教脱离，使得西方医学日后步入科学的殿堂成为一种可能。

过了600多年，也就是公元129年，古罗马时期最著名、最有

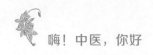

影响力的医学大师盖伦诞生了，他是西医学史上的又一位集大成者。

在罗马帝国时期，奴隶角斗士们往往需要在格斗场上拼个你死我活，作为角斗士的外科医生盖伦比其他人有更多的机会积累关于伤口处理方面的经验。在人体解剖尚属禁忌的时代，盖伦通过这些伤口了解到部分人体解剖学知识，不过，他的大部分解剖学知识主要还是来自动物解剖。

盖伦的医学成就是古代西医学的一个顶点。然而融汇了许多科学思想成就的希腊、罗马医学技术，在几经战乱、天灾与瘟疫之后，逐渐走向了衰败。

回顾这一段历史，我们对比同时代中国的医学源起，比如阿斯克勒庇俄斯经常在荒山野岭考察各种动植物的药性，希望获得有治疗价值的药物，就很像中国神农尝百草的传说。

古希腊医学体系的四体液学说，与中国五行学说相仿，中医经典《黄帝内经》明确地将五行视作宇宙间的普遍规律，所谓"天地之间，六合之内，不离于五，人亦应之"。

不同起源和传承的古代医学，居然有着如此相似的发展，不禁让人感慨英雄所见略同。

西医学缓慢发展到 1543 年出现了转折，人体解剖学的创始人安德烈·维萨里出版了《人体的构造》，解剖学对于西医学发展的重要意义怎么强调都不过分，维萨里凭着他在解剖学的贡献开创了一个时代。

这一时期法国的外科医生帕雷脱颖而出，他是近代外科学之父，他首次运用了血管结扎术止血法，设计了灵巧的假肢，并改进了接生方法。

帕雷时期的国家制度是宗教凌驾政治之上，教会并不认为外科手术是门重要的医学，只把它当作是一种附属的医疗行为，在这种情况下，有开刀经验的理发师比起一些江湖坑蒙拐骗的术士明显更靠谱。

直到 1540 年，经英格兰国王批准才成立了理发师、外科医生联合会，并为此举行了庄严的仪式。从此，理发师正式打出了外科医生的牌子，并选三色柱作为他们行医和理发的标志：三色柱中的红色代表动脉，蓝色代表静脉，白色代表纱布，演变到现代几乎所

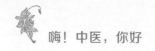

有的理发馆前都竖个旋转的红蓝白的招牌筒子。

帕雷早期作为一个理发学徒，后来接受了外科医学训练，被巴黎著名的慈善医院聘为外科住院医生。当时的外科医生，遭遇了前辈们所不曾面对的挑战，战场上出现了大量火器，战争伤亡激增，对外科医生的需求巨大，帕雷毫无悬念的成了一名军医。

帕雷作为军医，看到在战争中伤员时常因化脓感染和出血不止而死。当时正规而权威的处理是对伤口用烧红的烙铁烫或者用煮沸的油浇淋，以达到止血和防止化脓的目的。有一次帕雷处理伤员时沸油用完了，他灵机一动，改用玫瑰油、蛋黄、松节油等拌成混合油膏涂在伤口上，效果比烙铁好得多！

帕雷时代距乙醚麻醉还有 300 年时间，虽然 1540 年合成乙醚成功，但是到了 1842 年美国佐治亚州医生克劳福德·朗才第一次成功使用乙醚吸入麻醉给病人做体表肿物手术。在麻醉用于临床之前，对外科手术的要求似乎并不高，外科医生的基本要求就是眼疾手快！战争中，缺胳膊少腿的大有人在，一次偶然的机会，帕雷在为一个下肢被炮弹炸碎的伤员应用了血管结扎止血法，效果比烙铁好。后来随着帕雷血管结扎止血的方法的推广应用，外科手术的成功率得到了大大的提高。

所以，今天我们的外科技术当真是用无数血的教训换来的。

17 世纪是现代科学诞生的世纪，英国的生理学家威廉·哈维基于前人的研究，结合大量的动物实验出版了《心血运动论》，提出了在当时看来石破天惊的血液循环学说，他为医学提供了新的研究方法，真正开启了一个实验医学的伟大时代。

其实，在哈维提出确切的血液循环学说之前，中国古人也产生了血液是循环的这一思想，《黄帝内经》中有如下记载："经脉流行不止，环周不休……"，在今天看来，这确实是令人惊艳的洞见。

1761 年，意大利解剖学家莫尔加尼经过多年的临床观察积累，在他 79 岁的时候，发表了著作《疾病的位置与病因》。

病理学是对生病的人进行解剖学研究，找到疾病所在和被疾病破坏的器官结构。但病理解剖只能在人死后进行，病人生前又怎么办呢？生前就只能问诊和进行体格检查了。

直到现在，体格检查也是医学生的基本功，包括视、触、叩、听，

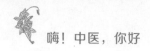

就是看、摸、叩击和听诊。法国名医雷奈克发明的听诊器无疑是最具医生象征意义的工具。

1822年提出微生物学概念的"巨人"巴斯德诞生，他开创了微生物生理学，在预防狂犬病、鸡霍乱、炭疽病、蚕病等方面取得重大突破。他发明的巴氏消毒法被应用至今。

微生物学真正建立后，西医学就开始快速走向现代化：德国病理学家魏尔啸开创了细胞病理学；约翰·亨特将外科学升华为一门实验科学；英国外科医生李斯特发明了外科无菌术，解决了手术感染的问题；美国人发明了麻醉术解决了外科疼痛。

在西医学进入医学的科学化时代的100多年后，发生了一件具有划时代意义的事：世界上第一种抗生素——青霉素的发现和运用。

1928年9月的一天早晨，英国伦敦圣玛丽医院的细菌学家弗莱明像往常一样，来到了实验室，他在观察葡萄球菌时，发现作为培养细菌用的琼脂上长着一簇簇绿色霉菌，这种现象可以说不足为怪。

因为许多细菌专家的实验室内经常发生外来微生物的污染，一般扔掉了事。可是，弗莱明却异常细心，他发现玻璃器皿里的葡萄球菌消失了。

这个偶然的发现，深深吸引了弗来明。他就设法培养那种绿色的霉菌，把培养液过滤了一下，滴入长满葡萄球菌的玻璃器皿里，几小时后葡萄球菌全部死亡；又把过滤液稀释到800倍，效果仍然很好。

弗莱明把他发现的这一特殊物质命名为青霉素。1940年，病理学家佛罗理，邀请生物学家、化学家和病理学家，组成一个联合实验组，经过长期的临床动物和人体实验，终于研发了可供临床使用的青霉素。从此，很多传染病的死亡率大大下降，无数人的生命得到了拯救。

我们今日所熟悉的医学，并非一开始就是现在的模样，无数医学家为之奋斗，时至今日，医学仍然在发展进化之中。

中医和西医对人体的作用

中医和西医是如何对我们的身体起作用的呢？我打一个非常有趣的比方，来解释它们的区别。

比如你的身体是有钱人家里的主人，疾病是外来的强盗。

如果，看中医就是教主人如何跟强盗做斗争的方法。

有4个结果：

第一，如果这个主人有点武功底子，你教他正确的方法，他就可以在最短的时间内把强盗赶走。

第二，如果你用错中医方法，糟糕了！强盗可能就赶不走，留在你家，然后你就说中医无用。

第三，如果你身体很差，就像这家主人手无缚鸡之力，教他打跑强盗需要的时间就很长，所以很多人说看中医慢，这跟中医没有关系，是你本身底子太差了。

第四，你很幸运，遇上武林高手教你武功还顺便给了你武功秘籍，你可能很快就把强盗打跑，过后你勤于练习，身体变得很棒。

我的很多老病友经常调理，或者完全遵循适合他们体质的生活计划，他们越来越健康，越来越有活力。

他们的身体非常好，就算没有"强盗"来的时候，他们也在不停地练"武功"，一旦来了"强盗"，我只要帮助他们，激发一下他们的自愈力，他们的症状就迅速得到缓解，就像自己迅速地把"强盗"赶走一样。

比如一位病友拉肚子，吃一包中药就好了。所以他们不会觉得中医慢。

看西医，就是派官兵帮主人把这个强盗打走。

同样有 4 个的结果：

第一，强盗被赶走了，帮助你的官兵留在你家里吃喝拉撒睡，造成你新的困扰，就是我们说的药物副作用。

第二，就是你感到身体困倦，因为官兵和强盗打仗，留下战场需要你的身体不停地去清理干净。

第三，就是官匪一家全留在你的身体里，药物的副作用出现了，病也没有好。

第四，就是官兵很有战术的把强盗迅速地赶出你的身体，然后他们也很有纪律的，排着队回去了，你的身体很快恢复健康！

中西医都是人类智慧的结晶，一直在为我们人类繁衍生息保驾护航。我们的幸运在于：医学在我们出生之前就完成了蜕变，具备足够的力量来保卫人类的生命健康。

它们各有所长，我们不应该带有成见，一味地反对中医或西医，应该客观地看待和应用它们，生病时你只要找对方法，找对医生，看中医好，看西医也好。

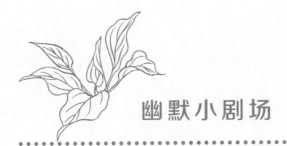

幽默小剧场

刘医生："你发现中医和西医不一样的地方了吗？"

小萍："发现了！"

刘医生："那你选择看中医还是看西医呢？"

小萍："我很健康，我没病，什么医生我都不选！"

刘医生头顶一片乌鸦飞过……

第三章

中医，你怎么知道我生病了

中医看病讲求望闻问切，四诊合参，结合现代科学的生物电、热成像等技术可以非常直观地了解患者的病情。

所以，有机会看中医请不要只伸手给医生，请配合他的工作，让他更好地诊断疾病，制订出最优的诊疗方案，为你和家人的身体健康护航。

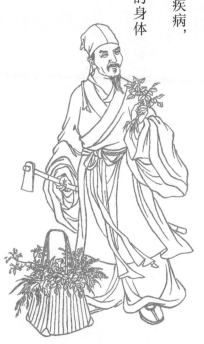

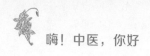
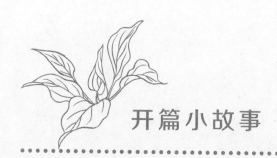

开篇小故事

去年秋天，余小晨（化名）小朋友因头晕乏力来找我，来的时候脸上青白，沉默寡言。经过 2 次的治疗后，终于痊愈。她来我们科室复查时，直接变成了"中医十万个为什么"的代言人，跟在我后面叽叽喳喳地问个不停。

余小晨惊奇地问："刘医生，你居然会摸脉啊？"

我忍住翻白眼的冲动回答："被你发现了，会！"

余小晨继续眨着大眼睛问："刘医生，那你是怎么看出来我不舒服的？"

我一副"被你打败了"的眼神看他："我看你一眼就知道了……"

余小晨继续打破砂锅问到底："刘医生……"

在古代，中医如何看病

在没有高科技的仪器设备时，中医是如何看病的呢？

很多人对中医看病的方式都有误解，来看病时就像电视剧演的那样，伸出一只手，认为让医生摸一下脉就可以了，事实并非如此。

关于中医是如何看病的，可以从古书上窥见一二。

让我们一起回顾一下《扁鹊见蔡桓公》故事。

有一天，名医扁鹊去拜见蔡桓公。

扁鹊在蔡桓公身边站了一会儿，说："大王，据我看来，您皮肤纹理间有点小病，若不治，恐怕会向体内发展。"

蔡桓公说："我的身体很好，什么病也没有。"

扁鹊走后，蔡桓公对左右的人说："这些做医生的，总喜欢给没有病的人治病。医治没有病的人，来显示自己的高明！"

过了十来天，扁鹊又来拜见蔡桓公，说道："您的病已经发展到皮肉之间了，若不治会加深。"蔡桓公听了很不高兴，没有理睬他。

扁鹊退了出去。

十多天后，扁鹊再次来拜见，对蔡桓公说："您的病已经发展到肠胃里，再不治会更加严重。"蔡桓公听了非常不高兴。

扁鹊连忙退了出来。

又过了十几天，扁鹊老远望见蔡桓公，只看了几眼，就掉头跑了。蔡桓公觉得奇怪，派人去问他："扁鹊，你这次见了大王，为什么一声不响，就悄悄地跑掉了？"

扁鹊解释道："小病在皮肤纹理之间，用温药敷烫就能够治好；发展到皮肉之间，用针灸的方法可以治好；即使发展到肠胃里，服几剂汤药也还能治好；一旦深入骨髓，只能等死，医生再也无能为力了。现在大王的病已经深入骨髓，所以我不再请求给他医治。"

五六天之后，蔡桓公浑身疼痛，派人去请扁鹊给他治病。扁鹊预料蔡桓公要来请他，几天前就逃到秦国去了。蔡桓公于是病死了。

这个故事就提到了中医治疗疾病的方法之一：望诊。

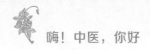

中医基本功之一：望诊

中医诊疗疾病的方法经历代医家总结为：望、闻、问、切。

中医认为"望而知之谓之神"，意思是，医生只需要望病人的面色形态、步态等就知道疾病的病位、病性及治疗的方法，并且疾病的治愈率达到90%以上，这样的医生，我们称之为"上工"，就是老百姓所说的"神医"。

扁鹊是当之无愧的神医！

经过无数代医家的努力，中医望诊总结出一整套完整的理论体系。从全身望诊的望神、色、形、态，到局部望诊的望头面、五官、颈项、躯体、四肢、皮肤、舌头、分泌物和小儿指纹等。

我们中国人见面恭维对方都会说："今天你气色很好！"其实

就是从中医衍生出来的。中医认为：面色红润，表情自然，体态自如，动作灵活，反应灵敏，呼吸均匀，说明人体处于健康的状态。

如果一眼望过去，一个人脸色发青，那说明他可能有疼痛或者感受寒气；如果一个人的脸色特别的红，考虑得了热症；如果一个人的脸色发黄，大多数原因是脾胃虚弱或肝胆湿热；如果一个人面色发白，那我们考虑他可能非常虚弱，气血不足，可能有失血性疾病；如果一个人的脸色不自然的黑，那就比较严重了，原因可能是肾虚、感受寒气，体内有瘀血。

此外，我们还可以通过一个人的体态、头面五官、皮肤来判断疾病，比如面瘫这种病就有很特殊的临床表现：眼睛闭不拢，口闭不上，不能皱眉鼓腮，嘴角下垂。又比如带状疱疹临床症状是：皮肤的灼热刺痛，继而出现米粒样大小成群的水疱，排列如带状。

如果你有看医生的经验就会发现，医生诊病的时候都会让病人伸出舌头。通过观察舌头的神色形态可以分析出脏腑的虚实、气血的盛衰。

正常人的舌象是淡红舌、薄白苔。当人的身体虚弱的时候，舌

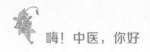
象就会出现变化。中医认为舌苔为胃气所生，舌质淡白，舌苔消失或出现地图舌，就表示胃气虚弱；舌质红绛舌，苔消失，就表示阴虚内热。舌苔变厚了，说明身体的正气不足或痰湿内停等情况；舌头不灵活，伸出来很费劲，说明这个人的正气已经虚，病情比较严重；有些人的舌头特别的瘦，特别的干枯，也是说明正气大虚，身体需要养护。

当舌质偏红或者青紫，舌头上出现了齿痕、裂纹，伸舌头歪向一侧等情况都客观准确地反映病情，为诊断疾病和了解病情的发展变化和辨证提供重要的依据。

但是有很多情况下，舌象并不能反映人体的身体状态，比如以下几种情况：第一，吃了有颜色的食物，比如橘子汁、浓茶、咖啡；第二，饭后半个小时；第三，不要在太亮或太暗的地方看，我的好朋友有一次逛街的时候喊我看舌象，让我哭笑不得；第四，吃了很多抗生素和化学药物的时候，也不适合；第五，女孩子的月经期舌象也是很特殊的。所以看舌象，要排除这些特殊的因素。

现代科学结合中医人体全息理论发展出一整套特殊的望诊体系

包括：面诊，舌诊，眼诊，手诊，足诊等等。

我擅长面诊，所以我走在路上常常低头，不看别人脸，因为一看就基本知道这个人是否生病，但是我总不能直接和路人甲说："你有病，需要看医生。"估计路人甲会觉得我才有病。

所以你们将来若是看见我在路上低头走路没有和你们打招呼，请包涵，我不是故意的！

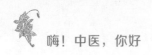

中医基本功之二：闻诊

我有一次跟好朋友乐乐相约一起逛夜市。两人刚见面，还没有讲到三句话，我马上对好朋友乐乐吐槽："女人，最近你又偷吃了什么香香脆脆的好东西？快快招来！"

乐乐马上回敬我："你的鼻子真的像狗一样灵，你怎么知道我偷吃了东西？"

我笑道："你的口气告诉我的，你现在脾胃湿热，按照你的体质，你不偷吃香香脆脆的东西，怎么可能会有这样的口气？乖乖地喝佩兰水吧！佩兰这味中药，在药店里几毛钱就能买到一大把。走，咱们赶快去买吧！"

闻诊是中医生运用自己的听觉和嗅觉，对病人发出的声音和体内及其排泄物发出的气味进行诊察，以推断疾病的方法。

闻诊包括听声音和嗅气味两方面。

听声音是指诊察病人的声音、语言、呼吸、咳嗽、呕吐、嗳气、太息 、喷嚏、肠鸣等各种声响。

嗅气味可分病体和病室两方面。

病体的气味主要是由于"邪毒"使人体脏腑、气血、津液产生腐气从体窍和排出物发出。

病室气味，则是由病体及其排泄物气味散发的，比如：失血症病人室内有血腥气味，尿臊味多见于水肿病晚期患者，脾胃病病人有各种口气，等等。

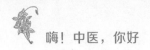

中医基本功之三：问诊

问诊：通过问诊了解既往病史与家族病史、起病原因、发病经过及治疗过程、主要痛苦所在、自觉症状、饮食喜恶等情况。

在这里，我要讲一个慢性腹泻的病人的故事。这个慢性腹泻的病人为男性，50岁，反复腹泻10年，各种治疗腹泻的中药、西药基本吃了个遍，始终反反复复，不能根治。

经治疗后两个月又复发，我百思不得其解，再次反复询问他的生活饮食、起居习惯。就在我快放弃问诊的时候，病人跟我描述，他每天早上跑完步是喝温水的。我当时又追问了一句，喝完温水你就吃营养早餐吗？他表示，自己还喜欢配一罐冰啤酒。

终于，我明白他慢性腹泻的原因了：早餐时间喝了寒凉之品伤了脾胃。

我没有改变原来给他制订的治疗方案，只在医嘱中加了一条：从此不要喝冰啤酒。这个困扰了他十年的病，就彻底治愈了。

由此可见，问诊是多么的重要。

中医基本功之四：切诊

现在科技发达了，常常一封邮件就可以交换各种信息。我的好朋友，常常会拍各种各样生病的照片和资料直接发给我，问我解决方法。如果能判断的，我都会马上告知。

但是对于像"刘医生，我最近很困啊，怎么办？""刘医生我流鼻血了，快救我。""刘医生，我头痛、喉咙痛、肚子痛，怎么办啊？"这种类型的提问，我很想说，虽然我可以望诊，但

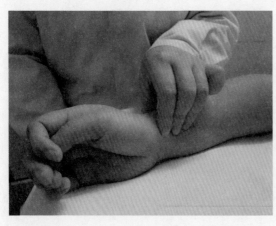

（诊脉帮助中医生选择正确治疗方法）

我还是要摸摸你们的脉，来确诊一下。

这个步骤叫切诊。

切诊包括切脉和按诊两个部分。

第一部分切脉又称脉诊，是通过按患者的脉来了解病情。

中医摸脉这个场景在无数的电视剧中反复上演：病人伸出一只手，放在脉枕上，让一个白胡子的老中医诊脉。

第一种场景：这个病老夫治不了，病人膏肓了，就准备后事吧。

第二种场景：恭喜夫人，是喜脉……

其实中医诊脉可以对人体脏腑气血有一个比较准确的判定，绝不仅仅是电视剧上演的那样简单。

中医脉诊的部位有三部九候诊法、三部诊法和寸口诊法。

三部诊法，汉代张仲景的《伤寒杂病论》中，即诊人迎、寸口、趺阳三脉。现在这种方法多在切寸口脉弱时使用。

我喜欢诊人迎脉和趺阳脉来判断胃气的盛衰，切太溪脉来判断

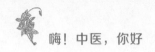

肾气是否充足，切寸口脉来了解全身脏腑气血的盛衰。

第二部分按诊就是按病体的肌肤、手足、胸腹及其他部位。

检查内容有：胸腹的痞块、皮肤的肿胀、手足的温凉、疼痛的部位等，从而判定疾病的原因、发展和预后，这对医生制订正确的治疗方案，有深远的影响。

现代科学技术有助中医发展

两个 20 几岁的小姑娘来找我看病。

第一个姑娘姓韦，她被查测出膀胱经和肝经有问题。我直接跟她说："你的问题是不运动，看手机、电脑太多，其他方面都很不错，身体可以得 80 分。你稍微注意一下就可以了。"

韦姑娘承认自己从不运动，上班就是对着电脑工作，下班就是玩手机。

我叮嘱她："加强锻炼，减少面对电脑和手机屏幕的时间。"

第二个是蒋姑娘，她被查出心经和三焦经有问题。我直接跟她说："你的问题是睡眠不好，心理压力太大，月经不调，你需要针灸加贴耳豆治疗。"

蒋姑娘马上向我说："工作多，压力大，自己睡不着，月经有问题。"

我叮嘱她："学会找到自己的幸福点，就是知道自己的需求到底是什么，才能在工作中取得成绩。睡觉时间就睡觉，工作时间就工作。"

我使用的经络测评仪和热成像仪，是中医结合现代科技生物电和热成像技术，对脏腑、经络、穴位实现精确量化的测量。

它可以测量出人体十二经络和心、肝、脾、肺、肾等脏腑功能出现的各种问题，让我们能真实地看到自己身体状况的细微变化。

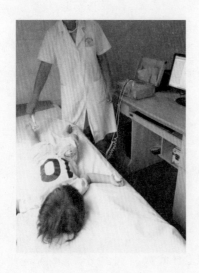 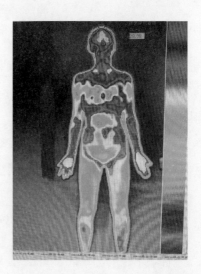

（一个小女孩在做经络测评）　　　（一位患者的红外线测评图像）

这简直就是医生的透视镜，它如同量化的四诊，对诊断疾病、制订正确的诊疗方案、临床对比观察有重大意义。

　　我们终于解开"中医，你怎么知道我生病了"的谜团，愿大家更加了解中医，不再质疑中医的思维方式。

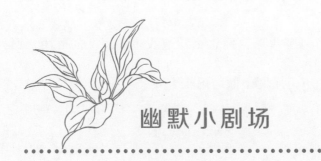

幽默小剧场

刘医生："你想看一眼就知道自己和周围的人是否健康吗？"

小兰："想啊，可我又不是医院的仪器，哪有那么厉害？"

刘医生："你学中医就可以啊！"

小兰："学中医难不难？"

刘医生："学中医入门容易，成为望诊高手就比较难，需要刻苦钻研的精神。"

小兰："嘿嘿，我还是直接找你看看吧。"

刘医生："好吧……"

第四章

嗨！中医，人为什么会生病

在中医看来，人生病分成三种原因。

第一种，外因：六淫邪气（风、寒、暑、湿、燥、火）和疠气；第二种，内因：情志所伤；第三种，不内外因：饥饱失常、饮食不洁、过度饮酒、好逸恶劳、过度劳累。此外常见的还有：枪伤、刀伤、跌打损伤、烧烫伤、冻伤、溺水、雷击伤、虫兽所伤、感染寄生虫、用药不当和先天不足等。

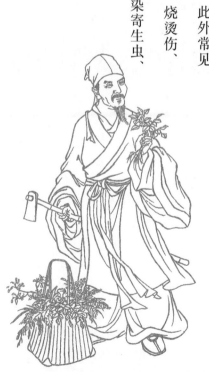

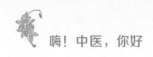

开篇小故事

我有一次在的院子里碰到小朋友聪聪，问她："你为什么今天不去读幼儿园？"

聪聪奶声奶气地回答："老师今天肚子痛呀！"

我很好奇地问："你知道为什么老师会肚子痛吗？"

聪聪很认真地回答："知道啊，我们幼儿园小朋友生病啦。"

谁知聪聪的奶奶忙说："老师没有肚子痛，幼儿园手足口病的小朋友太多了，老师怕传染，所以幼儿园放假几天。"

后来发生的事情，让我啼笑皆非。

每当我问聪聪，为什么不读幼儿园的时候，她的回答永远是："老师肚子痛呀！"

我觉得天天跟这些可爱的小朋友在一起，老师当然会天天肚子痛，因为太好笑了……

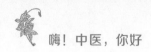

风邪引发疾病

我在医院久了，被问得最多的问题就是：

为什么我会得这个病？

为什么我的病又犯了？

为什么我的病老好不了？

Q：为什么今年冬天这么冷，忽然转暖的这几天我开始鼻塞？

因为我们自然界有"六气"：风、寒、暑、湿、燥、火六种正常的自然界气候，它是万物生长的条件，对人体是没有害的。

但是如果六气太过了，我们就称为"六淫"。

比如，天气变化过于急骤（如暴冷、暴热）或者冬天太热、夏天太冷类似很反常的气候等，都会使人体不能与之相适应，结果就很多人生病了。

冬天该冷的时候，我们还在穿短袖，气候反常，人体适应不了，生病了，这是外感风邪。

Q：我又没有到山顶吹吹风，为什么会感染风邪？

自然界的风是一种无形的流动的气流，无处不在。

比如，前后互通的小巷子的我们叫穿堂风；急剧而猛烈的风，我们叫疾风；速度和缓、温和的暖风，我们叫和风，等等。

风邪具有开泄，善动的特性，容易从皮毛腠理侵犯人体致病。

Q：为什么大家一起吹都不感染风邪，就我感染风邪呢？

因为你对自然界适应力比较差，这时正常的"六气"变化对你来说就叫"六淫"了。你需要做的就是通过锻炼提高免疫力。

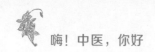

Q：为什么鼻塞好了之后，我还出现了咳嗽、头痛、头晕、怕风，偶尔感觉痒等症状呢？

这是因为风邪的致病特点决定的。

因为风邪容易侵犯人体的上部、皮肤、背部。比如风邪袭表，你的皮肤毛孔异常打开，所以你就特别怕风。风邪循经上扰出现头痛；风邪犯肺，则出现了鼻塞和咳嗽。

风邪还善于游走变化，所以你皮肤痒的地方不固定。

风邪致病具有类似摇动的症状，所以你出现了头晕。

Q：那么严重？我得了绝症吗？

你就是重感冒而已。因为我们说风邪为百病之长，就是说风邪致病特别广泛。虽然你的症状很多，但是只需要拔几次罐、吃几副中药，把风邪从你体内去掉基本就可以了。放心吧！

寒邪引发疾病

有一年夏天，科室来了一个穿羽绒衣的 30 多岁的女人。

医生和病人问答如下。

Q：为什么这么热的天我穿羽绒衣还觉得冷？

因为你感染了中医说的寒邪。

中医认为：寒邪与热邪相对，寒邪属阴邪，最容易损伤人体的阳气。人体的阳气就像太阳一样温暖你，你的身体里的太阳被寒气挡住了，所以你就超级怕冷。

Q：我身体里的寒邪从哪里来呢？

寒邪一般是在气温较低的冬季，人们如果不注意防寒保暖，容

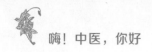

易感染。

但是现在是夏天，你最近是不是淋了雨或去野外露营？

Q: 夏天我不喜欢外出，我喜欢整天在家吹空调、吃冷饮，寒邪和这个爱好有关系吗？

有，你吹空调过度导致寒气伤害了你的肌表，阻遏了你体表的阳气，称为伤寒。你吃冷饮过度导致寒邪直接伤及脏腑的阳气，称为中寒。

你从里到外把你身体的"太阳"全部冰封，你简直就是一个移动的"冰山"。根据寒邪凝滞和收引的特点，你除了怕冷，还可能会出现：肚子痛、呕吐、腹泻、关节痛、轻微发热、没有汗、精神差等症状。

Q: 有办法治吗？是不是以后都不能吹空调和吃冷饮了？

有办法治，中医说：寒者热之，通过艾灸中药可以治疗。

但是你一定要配合，不能吃冷饮，包括任何生冷食物。否则我也没有办法。

Q: 为什么别人都没有这个问题就我这样？

每个人的体质不同，你本身就是一个偏寒性体质的人。老老实实吃偏温性和偏平和的食品，避寒就暖，是你的生活原则。

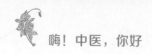

暑邪引发疾病

每一个学生对军训应该都不陌生，从初中、高中读到大学至少要经过三次军训才能毕业。

我记得每年站军姿的时候都有同学突然昏倒、不省人事。校医们常常准备了大量的绿豆海带汤，发现一个昏倒的就掐人中，醒了灌一碗继续训练。

校医说："没事，就是中暑了。"

暑，到底是什么呢？

学中医以后我知道了：暑就是夏至的火热之邪。

夏至以后、立秋以前，自然界中的火热外邪称为暑邪。

它的性质和致病特点，就是暑为阳邪，其性炎热升散，最易伤津耗气。

所以它侵犯人体时就会出现热象：高热、多汗、面红、目赤、心烦、口渴、尿少等症状，因为汗出得过多，气津两虚，则出现气短乏力，甚则突然昏倒，不省人事的情况。

绿豆海带汤自古以来都是解暑"圣品"，所以，中暑的同学一喝就起效。

南方的暑季还多雨潮湿，常常暑热湿气弥漫在空气里，暑热夹杂着湿气像蒸桑拿一样。

人体抵抗力低下时，就会出现发热、烦渴、困倦、胸闷等症状。这个时候很多有经验的人都会去拔个罐，就觉得一身轻松了。

湿邪引发疾病

读研究生的时候，我同宿舍的茜茜是个学药物分析的新疆妹子，大学毕业前从来都没有离开过新疆，那一年她坐着飞机带着馕（新疆的一种大饼）在9月份的时候，来到了温暖潮湿的南方。

因为南方气候炎热，她爱上了这边的米粉和粥等小吃，馕就怎么没吃了，谁知道过了三天，馕上出现了黑色的斑点，她看见了大叫："冠麟，你看这是什么啊？"我急匆匆地跑过去瞅了一眼说："哦，发霉了，就是坏了，丢掉吧。"

茜茜大呼："好奇怪，馕在我们那里随便放个几个月都不会坏！"

我淡定地告诉她："我们这里湿气很重，遇上多雨季节，人都会'发霉'，何况是你的馕！"

茜茜果然被我的乌鸦嘴不幸言中，9月份还没有过完，茜茜就水土不服感冒了，她的症状是典型的湿邪侵袭所致。

我一边给她量体温一边问："你昨天还好好的，今天怎么就感冒了？"

茜茜答道："昨天早上去图书馆的时候忘记带伞，淋了雨，晚上就觉得全身困重，四肢倦怠无力，头上像裹了很多东西一样沉重，不想吃东西。"看见我翻白眼，她继续说："不怪我呀，怪这里的天气，一下子大太阳一下子又下大雨。我带伞的时候，它不下雨，我不带伞的时候，它偏偏下雨。"

我看了看体温计，发热度数不高，摸了摸她的额头，我发现她虽然发热症状不明显，额头身体有一点微微出汗，但是肌肤里往外透着热，这种发热称为发热不扬，典型湿邪郁遏肌表所致。

我检查了茜茜的双下肢有微微的浮肿，足底的外侧有脱皮和小水泡，又看了看茜茜的舌头上有一层又厚又白的舌苔。

茜茜直接问我："冠麟，怎么办？我这次感冒好难受。"

我告诉她："没关系，吃几包健脾利湿的中药，拔几个罐就可

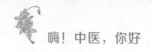

以了。"

茜茜又问："为什么我这次感冒的症状这么奇怪？"

"因为我们南方湿气重，现在这个时间段叫长夏，夏秋之交，湿气最重。因为你从小都没有在这个环境生活过，所以对抗湿气的能力比较差，加上你淋了雨给湿气进入你体内致病创造了条件。"

"湿邪具有伤阳、重浊、黏滞、趋下的特点，湿邪侵袭你的体表就会出现头重如裹、周身困重、四肢倦怠的症状。如果留滞在你的经络关节还会出现关节疼痛，因为湿气有类于水的特性，所以你出现了微微的下肢水肿和足部小水泡。我发现你的舌苔很厚腻，可能你没有感冒之前已经出现了腹胀、大便不爽、小便短少等症状。"

茜茜马上看着我说："对呀，对呀，前几天开始都常常感觉肚子特别胀，吃了不消化，大便粘厕所，你是怎么知道的？"

"因为我看这种病看得太多了，望你一眼我就知道了。湿邪是南方最常见的一种邪气，南方的中医的口头禅就是：你湿气太重了。因为湿邪属于阴邪，容易侵犯人体，留在脏腑经络，阻滞气机，导致腹胀、四肢困倦、水肿、大便不爽、小便短少等症状。最麻烦的是湿邪易损伤脾阳，所以它致病有反复发作、缠绵难愈、病程长、很难完全恢复的特点。所以南方人生病十人生病五人有湿气。"

茜茜惊呼："冠麟，你不要吓我。"

事实证明，我没有吓她。茜茜的感冒好了没两天又忍不住吃了冰淇淋、冰酸奶，症状再次复发，那次感冒，她前前后后拖了一个月才好。再次佐证了"病从口入"这句金玉良言。

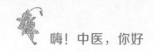

燥邪引发疾病

有一年秋天，我到兰州开会，真切地体会到什么叫燥邪伤人。

在温暖潮湿的南方，秋天是特别舒服的一个季节。

可是兰州对于我来说太干燥了，到兰州的当天，我半夜就觉得口干舌燥，只能老老实实起来喝水。

第二天皮肤特别干，抹了一层又一层的护肤品才能缓解皮肤紧绷感。

过了两天，我直接变成便秘宝宝，早上起来还流鼻血，嘴唇也直接干得爆了一道血口子。又过了两天，我居然开始咳嗽了，被外面的风一吹就感觉喉咙特别痒，不停地干咳。

开完会的当天，我立马买了机票，飞奔回家。当飞机降落，我走出机场，呼吸着南方湿润的空气，我马上觉得我什么病都没有了。

再一次深刻体会到：燥邪伤人，易伤津液易伤肺脏。《素问·阴阳应象大论》曰：燥胜则干。

燥邪侵犯人体，会出现口干、唇干、鼻咽干燥、皮肤干燥、毛发干枯、大便干等症状。而肺脏喜润恶燥，所以燥邪最易伤肺，出现干咳无痰或痰中带血等症状。

现在回想起来，只有我这种南方人才会直接被燥邪所伤，也就是老百姓说的水土不服吧。

热邪引发疾病

我的好友小米生活在中国的最南方——炎热的三亚，生病时给我的微信留言描述病情总结起来就是几样：第一，口腔溃疡；第二，口干舌燥；第三，牙齿出血；第四，咽喉肿痛；第五，心烦失眠。

治疗方法他自己都知道了：多喝猕猴桃汁。因为猕猴桃性偏凉，他所有的症状都是感染了夏季的热邪，所以猕猴桃可以治愈他的病症。三亚一年四季都是夏季，所以小米一年四季都容易感染热邪。

热邪的特点就是似火、热性炎上，这让我想到了《西游记》里的火焰山，山火烧烤着大地和空气。

这样就不难理解，热邪伤人容易耗气伤津，患病者会出现口干舌燥、咽喉肿痛、口腔溃疡等症状。

热邪还容易生风、动血、扰乱心神、致疮痈。

临床小儿发烧时最常见的发烧导致四肢抽搐，是因为热邪侵犯人体，导致肝风内动所致。

很多人也有这样的体会：头天吃了烧烤，第二天早上起来牙龈出血或者鼻黏膜出血。这都是被热邪所伤。

炎热的夏季，三伏天的时候，气温高达 30 多度，大部分人是很难入睡的，因为太热了。热扰心神导致心烦失眠，人体最适合的睡眠温度其实是 20 度左右，热得睡不着很正常。

热邪导致疮疡痈肿更常见，成年人面部的痤疮，小儿夏季的痱子、脓疱疮，大部分都是因为热邪伤人所致，中医喜欢用清热的食物或药物治疗，效果很好。

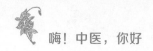

疫疠之邪引发疾病

中医文献记载的具有传染性的外邪——疠气，它会引发传说中的"瘟疫病"。

疠气的传染性很强，可以通过空气、食物在人群中传播，具有很强的传染性和流行性，无论男女老少触之即病。

它发病非常急骤、来势凶猛、病情严重、临床症状相似，比如非典症状：呼吸困难、发热、全身疼痛无力，几乎所有的感染者都出现了这 3 个症状。

疠气形成和疫病流行的原因与气候的反常、环境的污染、饮食的不洁、预防隔离工作不到位等因素有关。

在医疗条件不是很发达的古代，瘟疫爆发是一件很恐怖的事情，世界历史上，人类遭遇的瘟疫非常多。

据统计，欧洲黑死病也就是鼠疫，导致三分之一的欧洲人死亡。崇祯时期的大瘟疫导致山西、直隶、河南三省总人口的百分之四十死亡。

在我国的史书上，很早便有对瘟疫的记载了，最早可以追溯到周朝。

1793年京城大瘟疫，很多人死于庸医之手，温病医学家吴瑭（又名吴鞠通）把牛黄清心丸加减化裁，创制了"安宫牛黄丸"，救活很多危重病人，从此名声大振。

安宫牛黄丸具有清热解毒，镇惊开窍的作用，用于高热惊厥，神昏谵语。但它作为中医急救用药，请在根据医生建议使用，切勿乱吃。

中药吃错，副作用比西药的更加大，它不像西药只伤害一两个系统脏器，它会改变人体整体的体质。任何中医药的使用都必须依据中医医学理论，辨证论治，治病求本。

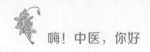
七情内伤引发疾病

不知道各位读者有没有试过爱人、亲戚、朋友患病，自己担心、焦虑、害怕、疲惫等情绪一拥而上。

因为在医院工作的时间久了，我不但跟各种病人打交道，也与各种担忧他们病情的家属交流。

我发现患者家属在照顾患者一段时间后，往往患者的病情得到了明显的好转，但是家属的身体垮掉了。

我的好友杨，他的父母亲七十多岁了。

杨的父亲脑梗，他和他的母亲十分担忧，忙里忙外，只希望让父亲的身体快快好转。

父亲的病经中西医治疗，慢慢稳定好转准备出院了，谁知母亲病倒了：心衰，很快过世了。

我的好友何，他的哥哥得了严重的胃病，经过中西医治疗，一个多月后回来复查，嫂子说感觉身体不舒服也顺便做了体检。

体检结果出来，令人意外的事情发生了，何的嫂子检查结果比何的哥哥还要差。

通过仔细询问得知，何的哥哥完全配合医生的治疗，身体逐渐好转起来。而何的嫂子在得知爱人的疾病后，一直担心，好久没有好好地睡过觉、吃过饭了。

我的好友吴，他的母亲得了严重的冠心病，还不肯接受治疗，经过好友反复的劝慰，终于同意住院并配合医生治疗。

可是，第二天晚上，一向身体健康的好友突然出现心率快、血压低、头痛、手麻、全身困倦无力的情况，经过两天的心理辅导和药物治疗才逐渐好转。

这三个家属的故事带给我们什么样的警示呢？

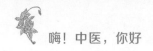

《素问·灵兰秘典论》曰："心者，君主之官，神明出焉。"

"神明"就是精神、意识和思维活动。意思就是说：心是人体五脏六腑的首领，是生命活动的原动力，心神主持协调人体的生命活动和精神意识。

"故主明则下安，以此养生则寿，殁世不殆，以为天下则大昌。"

"主不明则十二官危，使道闭塞而不通，形乃大伤，以此养生则殃，以为天下者，其宗大危，戒之戒之！"意思是将心比喻君主。在封建社会，君主掌管国家的一切大事，君主一定要是个明君，这样老百姓才会安居乐业，社会才会进步。如果出现了一个昏君，国家出现动乱，战争不断，民不聊生。

以上的案例就是因为家属们焦虑，导致心主"神明"的功能出现了问题，所以百病丛生。

其实这样的例子在生活中并不少见。比如有些电视剧常出现的镜头就是：老人家发怒，然后指着惹他发怒的人，话没有说完就倒在地上，这时医生出现了，救护车出现了。

中医认为过度愤怒会导致肝气上逆，血随气逆出现头痛、面红目赤、晕厥等症状。也就是西医描述的高血压病人，如果过度愤怒会导致脑出血昏迷。

电影《真实的谎言》中的一个小喽啰看到全副武装的安保人员吓得尿裤子的场景，是因为恐惧过度、肾气不固，故而出现小便失禁。

记得以前我们读书的时候，喜欢在大半夜讲各种各样的鬼故事。

有一次，同学小蕊晚上起来去公共洗手间，正好遇上停电，直接被惊到，拍着胸口，尖叫着跑回宿舍，回来后，很多天晚上都不能安睡，不敢去洗手间。

经典的小说、戏剧塑造的各种人物形象因为情绪致病的数不胜数：春秋时期吴国大夫伍子胥过昭关一夜急白了头；《红楼梦》林黛玉因过度悲伤而咳嗽气短、精神萎靡；《西厢记》里的张生见崔莺莺后茶不思、饭不想。清代小说家吴敬梓创作的《儒林外史》中有一篇非常经典的文章《范进中举》，更是生动地描绘了一幅七情影响脏腑气机，导致气血运行紊乱而发病的画卷。

范进得知自己高中广东乡试第七名亚元后把两手拍了一下，了一声，道："噫！好了！我中了！"说着，往后一跤跌倒，牙关咬紧，不省人事。可见暴喜过度可使人神不守舍，失神狂乱。

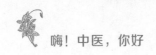

之后范进最怕的岳父胡屠户凶神恶煞地走到他跟前，说道："该死的畜生！你中了什么？"然后一个巴掌打过去。范进因这一个巴掌，被打晕了，昏倒于地。之后醒来说道："我怎么坐在这里？"又道："我这半日，昏昏沉沉，如在梦里一般。"

中医讲的七情是怒、喜、忧、思、悲、恐、惊七种情志变化。七情是人体对客观外界事物或现象做出的七种不同的情志反应，一般不会使人发病。只有突然的，强烈的或长期持久的情景细节，超过人体本身的生理活动调节范围，才能引起脏腑气血功能的紊乱，导致疾病。

例如上面故事里描述的那些情况和不理想的生活工作环境，天灾人祸、社会动荡、经济状况的突然改变等等。随着西方医学的发展，衍生出了一门临床心理学跟中医学的七情之病学说不谋而合。

饮食不适引发疾病

中国的饮食文化源远流长，在物质文化极度丰富的现代，临床因饮食失宜导致各种疾病的病例数不胜数。

记得 2012 年 5 月 12 日，我一位好友的妈妈过了一个 90 岁大寿，当时我们都去看望了老人家，她精神矍铄，笑容满面，我们都说老人家可以再活 20 年没问题。谁知 5 月 13 日的时候，老人家出现了腹胀、厌食、呕吐、拉肚子的症状。大家都以为是老人家吃错什么东西没在意，谁知症状越来越严重。

5 月 18 日来到医院时仔细询问了病史，发病时间就是过寿的那天晚上太高兴了，比平常吃得更多，当天晚上就睡不好，第二天就出现了各种不舒服的症状，打吊针也不能缓解。

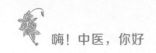

在中医看来，病因很简单——过饱，超过了老人家脾胃的运化能力，导致脾胃受损，因为年岁已高的老人家气血不足。

《黄帝内经》说："饮食自倍，肠胃乃伤。"就是这个意思。

这种情况也常见于小儿，小儿的脾胃功能较弱，而且饮食不能自控，常发生食伤脾胃的病症。

好友阿秀的女儿就是一个非常典型的例子，每次外出玩耍、胡吃海塞回来都要生病。

有些朋友大病初愈、脾胃很虚，应该吃清淡半流质的食物，可是常常不注意，认为自己生病后很虚，需要大鱼大肉的进补，结果疾病再次复发，称为"食复"。

我自己也有过饮食偏嗜导致发热的经历。

1998 年，我在大学念书，那年荔枝丰收，市场上才卖 1.5 元一斤。我每天从图书馆回来就吃荔枝，吃各种荔枝品种，比如妃子笑、桂味、糯米糍、鸡嘴荔、白蜡……吃到饱。

苏轼的《惠州一绝》写道："日啖荔枝三百颗，不辞长作岭南人。"

是我当时的心情。

不过荔枝三百颗，大约有二十余斤，估计也没人吃得下。何况荔枝味甘、酸、性温，多食易上火，民间有"一颗荔枝三把火"的描述，可见荔枝是适合虚寒体质的人，但每天也不宜超过半斤。

每天吃3斤，连续了10多天以后，我病倒了，出现高热、神疲、乏力等症状，再一次应验那句老话：病从口入。

此外，吃了不清洁或者有毒的食物，也会引起腹痛、吐泻，甚至昏迷死亡。

在基层医院常常可以看到吃了山野里有毒的蘑菇和吵架赌气喝农药的病号，早上查房一进病房就会闻到一大股洗胃后酸腐的味道。

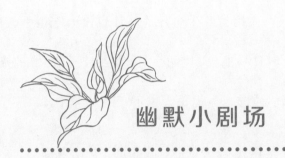

幽默小剧场

刘小花小朋友是我最小的徒弟。

一次，她参观水族馆回来我问她，好玩吗？

她的回答很"雷人"："不觉得，只觉得那些海鱼游来游去，活蹦乱跳，煎起来一定味道很好。"

我好奇地问："你怎么知道味道会很好呢？"

小花无语地看着我："生猛啊！饭店的广告都会写'生猛海鲜'来拉客人！"

看到我没有回答她，她又问："刘医生，你觉得鱼会生病吗？"

我说："我觉得会，但是绝对没有人类那么多病！"

刘小花问："为什么呢？"

我说："因为人生病，宋代大医家陈无择认为病因有 3 个方面：第一，六淫邪气和疠气为'外因'；第二，情志所伤为'内因'；第三，饥饱失常、饮食不洁、过度饮酒、好逸恶劳、过度劳累；此外常见的还有枪伤、刀伤、跌打损伤、烧烫伤、冻伤、溺水、雷击伤、虫兽所伤、感染寄生虫、用药不当和先天不足等，统称为'不内外因'。"

现代人的"不内外因"和古人相似又有特殊之处。

比如以前是因为天灾人祸、社会动乱、吃不饱穿不暖生病，现在是因为减肥要好看、不吃东西、穿得少生病；以前过度劳累和现在的也不同，现代人通常是因为熬夜或长期看手机屏幕导致视疲劳颈椎病；此外还有整形手术失败等等五花八门的病因。

其实，人的生命其实是很脆弱的，我们都应该爱护它。

小花说："嗯，我知道了，鱼一定比我们人少生病，最起码它们不会溺水身亡啊！"

　　我暗叹：我们看同一个问题的角度真的天差地别，我们的代沟估计有马里亚纳海沟那样深。

第五章

嗨！中医，经络穴位真是神奇

经络是人体运行全身气血，联络脏腑、形体、官窍，沟通上下内外的通道。

人体有十二条正经，这十二条经脉首尾相连"如环无端"，人体气血在这十二条经脉里"纵椭圆形"地运行，所以经络是活的。

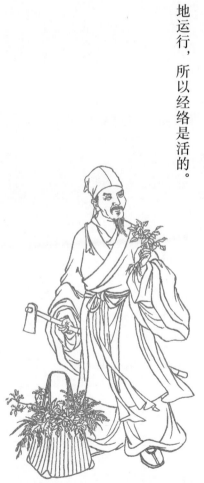

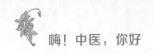
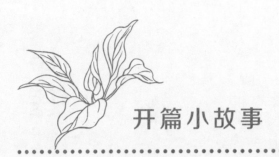

开篇小故事

我以校外辅导员身份去学校给孩子们讲课，讲完课以后被同学们围了个水泄不通，他们提出了各种奇奇怪怪的问题。

刘小花："刘医生，你会不会太极拳？"

我："会，读中医学院时太极拳是我们的广播体操。"

史小明："刘医生，人有没有死穴、笑穴？"

我："死穴有（真有），笑穴怕痒的人才有（纯属娱乐小朋友）。"

刘小花："刘医生你会不会像武林高手一样点穴让人不能动？"

我严肃道："原谅我不会，我师傅没有教我这门武功秘籍。"

同学们："真的吗？"

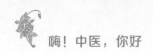

经络穴位到底是什么

在我还没有学中医的时候，我对经络和穴位的认知就是金庸小说里写的那样神奇。金庸先生的武侠经典不知道陪伴了多少人度过了多少年？又有多少人从中认识了十二经脉、奇经八脉？毫不夸张地说，我认为金庸先生的经典是很多人的中医入门教程，我也是其忠实粉丝。

我高中一毕业就去读中医学院，想学习当"武林高手"。

可是第一学期基本都被《解剖学》和《中医基础理论》等医学基础课程占据了时间，直到读完大一我也没有在学院的解剖教研室的标本瓶里看到：经络穴位到底长成什么样？

虽然各种中医典籍上明明白白写着经络和穴位的位置，但是在学院的实验室里有血液循环、神经、淋巴等系统标本，就是唯独没有我超级感兴趣的经络和穴位的标本。

这让我这个学现代科学的菜鸟怀疑针灸理论是不是一个虚构出来的神话故事。

就像女娲补天的故事一样在中国代代相传，但女娲是否真的存在？我们小时候从来没有怀疑过，当我们长大了就把它当成了神话。

经络是不是也是一种传说？我是不是被金庸大侠忽悠了？穴位的疗效会不会是一种安慰剂效应？是不是信则灵，不信则不灵呢？否则又怎样解释呢？

还好到了大二的时候，我学习了《经络腧穴学》等学科，知道"经络现代科学研究"证明了经络穴位的客观存在。

1947 年，德国科隆大夫在经络和穴位表面测到低电阻现象。

1926 年，俄罗斯电工基里安发明了"高频高压放电摄影技术"，通过该技术可以在暗室中清楚地看到古书上记载的经络。

1953 年，德国福尔大夫根据，穴位上的电导能力的变化发展出

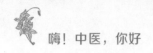

一套全新的"诊断系统"，传遍了全世界。

1959 年，中国的物理学家张秉武发现：经络是一个良好的"微波通道"。

1990 年，中国的孙忠仁教授发现经络不但是某种"电通道"，还是某种"声音通道"。

1990 年，中国的孟竞壁教授通过同位素示踪技术发现经络还是个"化学物质通道"，另一方面流体力学技术的设定显示：经络还是一个"液体低阻通道"。

通过半个多世纪无数科学家和医生的不懈努力和大量实验资料的积累证明：虽然在实验室找不到经络和穴位的实质性的标本，但是"经络"的功能是非常肯定的。它是"电通道""微波通道""声通道"甚至是"化学物质通道"等。穴位就是这个通道上的一个个中转站。

那既然经络是一条通道，那这个通道有多宽呢？穴位如果是通道上的一个个中转站，那这个中转站有多大呢？

1950 年，美国纽约大学教授贝克大夫设计了专门的仪器来寻找这个问题的答案。

而在中国北京大学的张仁骥教授也设计了相关实验。

有趣的是，他们两个人，一个测出了经络的纵切面，一个测出了经络的横切面，真是东西合璧，把经络的形状表达得清清楚楚。

研究结果表明：经络并不像古书记载的那样一条条细细的线，穴位也并不像针灸铜人身上的一个个小洞。

经络其实就像肉眼看不见的山脉，穴位就如同山脉上一座座肉眼看不见的小山峰，它们根本没有清楚的边界和明确的宽度和深度。

后来，我运用经络穴位治愈了无数病患，治疗过程中常常遇到质疑经络穴位存在的患者，每每会联想起自己年少时的好奇与无知，故而会很有耐心地向患者解释，居然博得医者仁心的美名，也是让我始料未及。

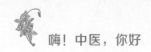
经络穴位的常识

常识1：经络的定义

从《黄帝内经》开始，经络就在医家诊查、治疗、防治疾病、循经取穴乃至药物使用中起着重要的作用。

《中医基础理论》是这样描述经络的：经络是人体运行全身气血，联络脏腑、形体、官窍、沟通上下内外的通道。

经脉是主干，循行于人体深部，有固定的路径；络脉是分支，深部浅部皆有，呈成纵横交错的网络结构。

经络系统是由经脉、络脉、经筋、皮部和脏腑五个部分组成。以经脉和络脉为主，内联于脏腑，外连于经筋皮肤。

《黄帝内经·灵枢·经别》提到："夫十二经脉者，人之可以生，病之可以成，人之所以治，病之所以起。"意思是人体的十二条经脉，主管着我们的生老病死。

可见经络对人体极其重要，如果全身经脉尽断，基本上没救了。

常识2：那么人体到底有多少条经络？有什么运行规律？

人体有十二条正经，这十二条经脉首尾相连"如环无端"，人体气血在这十二条经脉里"纵椭圆形"的运行。

十二条经脉对应着每日的十二个时辰，由于时辰在变，因而不同的经脉中的气血在不同的时辰也有盛有衰。

运行规律是：寅时（夜3点到5点）从手太阴肺经开始，卯时（5点到7点）到手阳明大肠经，辰时（7点到9点）到足阳明胃经，巳时（9点到11点）到足太阴脾经，午时（11点到13点）到手少阴心经，未时（13点到15点）到手太阳小肠经，申时（15点到17点）到足太阳膀胱经，酉时（17点到19点）到足少阴肾经，戌时（19点到21点）到手厥阴心包经，亥时（21点到23点）到手少阳三焦

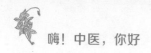

经，子时（23 点到第二天 1 点）到足少阳胆经，丑时（1 点到 3 点）到足厥阴肝经，寅时又从肝经到肺经，一天 24 小时周行不殆。

我最喜欢用的是传说中的"子午流注"理论，就是根据以上气血运行规律，选取相应的穴位进行针刺以取得更好疗效的选穴方法。

中医哲学主张：天人合一。古人认为人是大自然的组成部分，人的生活习惯应该符合自然规律。如果人体气血运行规律与自然界周期现象相吻合则健康长寿。

所以运用好经络的循行规律，对诊疗疾病和养生有很大的指导意义。

寅时（夜 3 点至 5 点）肺经旺。

常见症状：肺部胀满、咳嗽气喘、喉咙疼痛。

宜：熟睡或导引吐纳，调理肺经。

忌：熬夜。

有肺病的人反映尤为强烈。

卯时（5点至7点）大肠经旺。

常见症状：牙齿疼痛、颈部肿大。

宜：起床喝温热的白开水，排便，调理大肠经。

忌：饮酒。

这时起床，大肠蠕动旺盛，适合排泄。

辰时（7点至9点 ）胃经旺，利于消化，吃早餐。

常见症状：腹胀肠鸣、消化不良。

宜：及时吃早餐，调理胃经。

忌：不吃早餐。

此时胃经最旺，在 7：00 过后吃早餐最容易消化。如果胃火过盛，表现为嘴唇干，重则豁嘴或生疮。胃经胃最活跃，此时需要吃早餐。

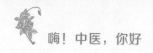

巳时（9点至11点）脾经旺，利于吸收营养。

常见症状：舌根强直、食则呕吐、胃脘疼痛、腹内发胀、时时嗳气。

宜：适量饮水，调理脾经。

忌：思虑过度，久坐不动。

脾的功能好，表现为消化吸收好，嘴唇红润。若血气不足则表现为唇白。

午时（11点至13点）心经旺，宜午睡。

常见症状：喉咙干燥、头痛、口渴难忍。

宜：吃午餐，小憩，静养阴血，调理心经。

忌：午餐过多，餐后马上运动。

人在中午能小睡片刻，对于养心大有益。

未时（13点至15点）小肠经旺，利于吸收营养。

常见症状：喉咙痛、颌部肿、肩痛如裂、臂痛如断。

宜：调理小肠经。

忌：多吃食物。

小肠分清浊，把水液归入膀胱，糟粕送入大肠，精华上输至脾。未时是小肠最活跃的时候，故午餐应在下午 1 时前吃。

申时（15 点至 17 点）膀胱经旺，宜运动、多喝水。

常见症状：头痛、眼睛痛、颈项痛。

宜：适量饮水，运动，抓紧时间工作，调理膀胱经。

忌：憋小便。

膀胱经膀胱最活跃的时候，适当多喝水，多排尿。

酉时（17 点至 19 点）肾经旺，利于藏脏腑之精华。

常见症状：四肢冰冷、腰酸背痛、耳鸣。

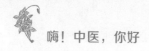

宜：休息，调理肾经。

忌：过劳。

肾在酉时步入储藏精华的阶段，适合休息。

戌时（19点至21点）心包经旺，增强心的力量，散步。

常见症状：胸痛、心律不齐、手部灼热。

宜：吃晚餐，心情快乐，散步，调理心包经。

忌：晚餐过于肥腻，生气。

宜随便走走，心脏功能弱的人可以这时候按压心包经。

亥时（21点至23点）三焦通百脉，百脉休养，睡眠安静。

常见症状：耳聋、听声音模糊、咽喉肿痛、喉咙闭塞。

宜：心平气和，入睡，调理三焦经。

忌：熬夜，生气。

三焦是六腑中最大的腑，人如果在亥时深度睡眠，对身体十分有益。

子时（23点至1点）胆经旺。

常见症状：头晕目眩、口苦、善太息。

宜：睡觉。

忌：熬夜，吃夜宵。

在子时前入睡者，晨醒后脑筋清楚，精神和面色红润。

丑时（1点至3点）肝经旺。

肝的排毒，需在熟睡中进行。

常见症状：胸闷、疲倦、黑眼圈、特别容易烦躁。

宜：熟睡。

忌：熬夜，生闷气，久视。

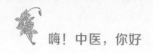

"肝藏血"，丑时前未入睡者，易脸色青灰，情志倦怠而焦躁，易生肝病。肝经最旺的丑时是肝脏修复的最佳时段。

常识3：什么是"奇经八脉"

人体除了十二条正经，还有另外八条奇经：任脉、督脉、冲脉、带脉、阴维、阳维、阴跷、阳跷，统称"奇经八脉"。

因为十二正经是手三阴对手三阳，足三阴对足三阳，都是成"对"的，奇经八脉则是独立的，所以叫"奇"。

如果把十二正经比喻为河流，奇经八脉就相当于水库。河流的盛衰，靠水库来调节与平衡，这八脉中，最重要的是任脉、督脉。

常识4：什么叫"周天"

古代天文学家认为天体这个大宇宙是圆环形的，中间有一条黄道带把天体划为 365 等份，北斗七星的斗柄沿着天体这个圆环转一圈，就叫作一个"周天"。

古人把人体当作一个小宇宙，等同于天体这个大宇宙，人体上半身的"黄道带"便是任督二脉，所以如果气血沿着任督转一小圈就叫转"小周天"。

小周天上有九个大的穴位，身体上有365个主要穴位，正好与黄道带的365份相对应，如果人体气血沿着这365个穴位（即十二正经和奇经八脉）都走一大圈，就是一个"大周天"。

为什么子时和午时特别重要？因为气血在这两个时辰要经过"周天"！

常识5：急救的时候选哪个穴位

想象一下这个场景：

如果你的同事、同学、朋友或者家人和在你一起的时候，因为中暑、中风、虚脱、过分紧张激动或

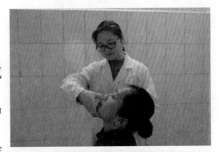

（按人中急救）

其他原因突然昏倒，不省人事，面色苍白，大汗淋漓。

你会怎么办？你会不会突然傻眼，觉得自己不是医生，又没有药，又没有经过专门的急救训练而六神无主、不知所措。希望你通过学习下面简单的方法，能略为淡定地面对这样的场景，从而帮助

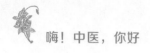

到需要帮助的人。

从古时候就流传至今的中医急救法：遇到刚刚晕厥的人，面对患者，用左手大拇指用力持续捏压患者"合谷"穴（大拇指根部虎口处），同时用右手大拇指指尖按压"人中"穴（鼻唇沟处）上，一紧一松地按压，力度要贯穿指端。

一般情况两三分钟，患者便可苏醒过来。同时记得指定周围的某个人拨打 120 急救电话。

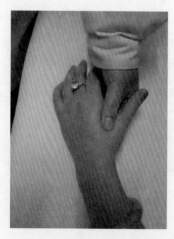

（合谷穴定位）

中医认为，突然昏厥是因人体经气一时紊乱、升降失调后，清气不升、浊气不降、清窍失养所致。

合谷穴是手阳明大肠经之原穴，有清热醒脑开窍的功能，是治疗热病及头面五官各种疾患之要穴。

合谷取穴：在手背部，第一、二掌骨间，在第二掌骨中点桡侧缘处。

人中穴属督脉穴，督脉上行属脑，有醒神开窍、调和阴阳、回阳救逆、解痉通脉的功效。

人中取穴：唇沟的上三分之一与下三分之二交界处。

所以两穴同用功效卓著，可以让患者在短时间内迅速地苏醒。

非常重要的备注：如果遇到呼吸暂停的患者，一定要配合完整的心肺复苏术。

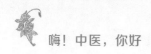
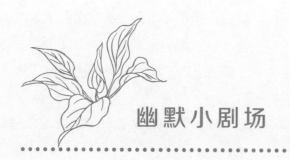

幽默小剧场

我的好友小伟问："为什么我的胃痛反复吃药都不好，让你在我手脚扎几针就好了？你的针上到底有没有药？"

我："我的针上没有药，给你扎针刺激你的穴位，相当于给你吃了让身体自愈力增强的药。"

小伟："那我身体有那么多个穴位，你才扎了几个，为什么会有这么神奇效果？"

我："你知道'蝴蝶效应'吗？"

小伟一脸茫然地看着我……

我继续一副教育专家样子："蝴蝶效应的经典描述是'一只蝴蝶在巴西轻拍翅膀，可以导致一个月后德克萨斯州的一场龙卷风'。蝴蝶效应就是指一点微小的扰动就会让系统未来的演化变得完全无法预测。针灸疗法有点类似，虽然只扎了几根针，但是如果穴位选得正确，就会让你的全身气血调和，故而阴阳平衡，身体健康。这两种效应唯一不同的是：蝴蝶效应难以预测，但是针灸效应基本可以预测！"

小伟问："针灸效应基本可以预测什么？"

我严肃认真地道："预测你的胃痛从此好了！"

第六章
中医，针灸推拿有什么作用

针灸疗法有 4000 多年历史了，是中华文化的瑰宝。

我常用的有毫针、火针和融合现代科学技术的穴位埋线、穴位注射、穴位贴敷、贴灸等，这些方法经过我的长期临床验证，疗效卓著！

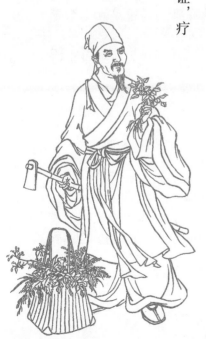

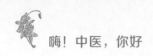
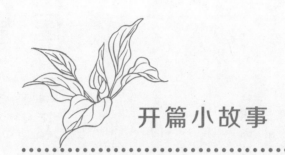

开篇小故事

小思是我的得意门生，她高中的时候因为反复的头晕、头痛找我治疗，病愈以后爱上了中医，从读中医学院那一刻起，就无怨无悔地走上了学医的艰辛历程，至今有 10 年了，偶尔回想起她当年还是个孩子时被我"忽悠"的情景，还让人忍俊不禁……

小思好奇地问："刘医生，你好厉害，什么针都擅长吗？"

我很认真地回答："是的，都擅长，无论圆针、锋针、圆利针、毫针、长针和大针等都得心应手，一般我会根据患者的病情选取不同的针，除了暴雨梨花针。"

估计当时她也认为"暴雨梨花针"是针灸针的一种。

小思又问："刘医生，为什么你扎针我都不觉得痛？以前我在其他医生那里扎就很难受？"

我："你看金庸小说吗？"

小思一脸茫然："看啊，有什么影响吗？"

我："没有影响，就是解释给你听容易一些。你知道武功有门派，对吧？中医也有门派，比如：其他医生可能是'昆仑派'的，我是'峨眉派'的，手法不同，你的感觉当然不一样！"

小思："哦，为什么你不是'华山派'的？"

我："'峨眉派'有倚天剑。"

小思："可是倚天剑后来断了啊！"

我："因为我们祖师爷是女的，和'峨眉派'有点像……"

小思估计当时都没有想到：过了10年她自己也变成"峨眉派"的高手了。

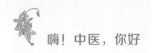

我的祖师爷

自古以来，英雄会面常用的一句话是："来者何人，报上名来！"

我的针灸导师王登旗教授是祖师爷朱琏的亲传弟子。祖师爷朱琏是江苏溧阳人，著名针灸学家，她首先提出了针灸神经学说，并发现了 19 个新的穴位，她的针灸学术思想成为近代中西医结合医学的一部分，对中国针灸的科学化有着巨大的影响。

我的导师告诉我："在你名头还不响亮的时候，一定要亮出自己的祖师爷，否则患者看你长着一张娃娃脸又不知道你有没有水平，都不来找你看病，你连饭都吃不上。"

虽然祖师爷的名号我从来都没有用上，但是我对她的景仰一直如滔滔江水，绵延不绝，至今还一直努力地传播她的学术思想。

针灸

小思："祖师爷最擅长什么？"

刘医生："祖师爷最擅长针刺方法，强调针刺的手法、部位、时机，如果我们不擅长针刺法，不就太对不起她老人家了吗？"

小思："什么是针刺法？"

刘医生："针刺法是中医外治疗法的一种，用不同的针具，刺激经络穴位，调整阴阳平衡达到治病的目的。"

小思："那我们老祖宗用的针是什么样子的？"

刘医生："针刺法从砭石疗法发展而来。砭石就是最古老的石针，距今有4000多年了。《说文解字》里说'砭，以石治病也'，最早用于切割脓肿。随着历史的发展，到秦汉时期，'砭石'逐渐被'九针'取代。'九针'是内经《灵枢》里记载的，根据外形和治疗疾病的不同分成的九种针，包括镵针、鍉针、圆针、锋针、铍针、圆利针、毫针、长针、大针。"

小思："那我们现在用的针刺疗法和古代的有什么不同？"

刘医生："《黄帝内经》《难经》《针经指南》《针灸大成》等医学名著提出、总结、归纳了许多类似'烧山火''透天凉'的许多有效的复式补泻针刺手法，我们沿用至今。"

科技在进步，随着中医与现代科学技术的融合，针治疗法又发明了许多新的技术，如电针、穴位注射、穴位埋线、穴位贴敷等。

根据现代医学的全息理论，以特定部位选穴的针法有了很大的发展，应用得较多的有头针、耳针、眼针、腕踝针等，扩大了古代针刺治疗的选穴范围。

现在当中医非常幸福，因为使用的针刺疗法更加简单有效，治疗疾病更加得心应手。

小思："那我们平常都说针灸，针法和灸法有什么差别？"

刘医生："针法是运用各种针治疗疾病，灸法则是古代流传下来的一种温热疗法。'灸'字在《说文解字》里解释为'灼'，即灼体疗病之意。

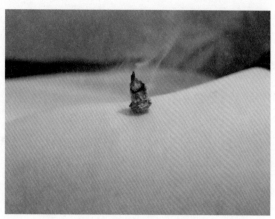

（艾炷在皮肤上燃烧）

最初人们采用树枝、柴草取火灼、熨、烫患处来消除病痛，随着医疗实践的深入，逐渐选用'艾'作为灸法的主要材料，简称艾灸。"

小思："刘医生，我发觉你用艾灸有很多种方法。"

刘医生："对的，根据患者病的部位、病情和要达到的目的选择不同的灸法。"

比如每年夏至，我会选用化脓灸来防治中风、慢性胃肠炎等迁延性疾病，它又称为瘢痕灸，将艾绒制成艾炷放在穴位，用线香点燃，待艾炷自然烧尽，初灸之后，穴位皮肤局部会变黑或化脓结痂，形成灸疤，下次再灸就在灸疤上施灸。

化脓灸属于良性刺激，能改善体质，提高免疫功能，增强抗病能力，从而达到防病治病的目的。千万不要一见化脓就忧心忡忡，影响施灸。通常灸疮不加治疗，20天基本就自然痊愈了。但是它有个缺点就是灸的时候太痛，自从用了生物蛋白埋线疗法后，我就很少用这个方法了。

遇到风寒痹痛、咳嗽病人选用隔姜灸，取厚约0.3的生姜一片，在中心处用针穿刺数孔放在穴位上，上置艾炷，用火点燃艾炷施灸。

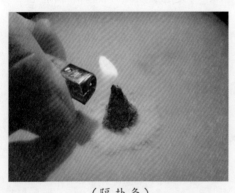

（隔盐灸）

遇到腹泻的患者隔盐灸，遇到风寒、湿等阳虚患者可用隔蒜灸或铺灸，效果都不错。

临床上常用的还有艾条灸，分为纯艾绒制作的艾条和加入了中药粉的药艾条比如太乙神针、雷火神针、温针灸、温灸器灸。结合现代科学研发出来的各种贴灸也非常方便，比如中国灸、艾黄金、襄亲乡艾。

小思："除了艾灸，还有别的灸法吗？"

刘医生："有啊！有灯草灸：用灯芯草点燃后快速按在穴位上

治疗疾病的方法。有药线灸：用广西特制的苎麻卷成线，放在名贵中药中浸泡加工而成的药线点燃后施灸。此外还有药锭灸、黄蜡灸等特殊的灸法。"

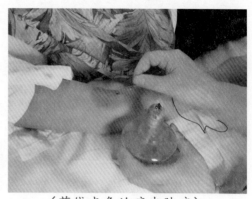

（药线点灸治疗皮肤病）

小思："灸法在治疗疾病方面有什么特殊的优势？"

刘医生："有三个优势：第一，灸法对穴位或患处产生的温热性刺激，擅长治疗虚寒病症；第二，除化脓灸外，大多数灸法不痛苦，很容易为患者接受，操作简便，是自我保健治疗的好方法；第三，对于许多慢性、迁延性疾病，如类风湿性关节炎、慢性支气管哮喘、肩周炎等，临床疗效很强。"

小思："灸法简直就是我们寒性体质的福音！"

刘医生："是的，寒性体质非常适合灸法。"

小思："针灸疗效这么好，任何人任何时候都可以针灸吗？"

刘医生："不是的，任何治疗方法都有它的适宜和禁忌。当你

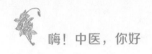

成为一名中医生时，你一定要注意以下三点。

第一，针灸选择的穴位都有确定的位置，要求你必须熟悉穴位的解剖位置、定位和特点，针刺时注意进针的角度、方向和深度。就像《黄帝内经》所言握住针柄，如握老虎尾巴，你必须胆大心细，慎之又慎。如果你对人体的解剖部位缺乏全面的了解，或操作时疏忽大意，患者则容易出现晕针、弯针、滞针、针后异常感、创伤性损伤等异常情况，这是我们都不愿意见到的。

第二，因为人的体质有强弱，体型有肥瘦，年龄有老弱，我们针灸时必须区别对待。

一般来说，初病、体质强壮者，我们针刺可以选择重手法，让患者感觉针感强一些。若是久病体虚、儿童，刺激量需小一些，对于不愿意接受针灸治疗的患者，我们可以选择中药或其他治疗方法。

特别注意：皮肤薄的部位、乳头、会阴部、妊娠期妇女的腰骶部和下腹部，均不宜针灸。颜面部不宜做直接灸，防止形成疤痕，有碍容颜。

第三，《黄帝内经素问》曰：无刺大醉、大劳、大饥、大渴、大惊、大恐、大怒人。意思就是患者在喝醉酒、太过劳累、太过饥渴、大发脾气、惊恐后的状态下不宜针刺。

所以在针刺治疗前，患者的起居饮食活动等方面状态是中医生不可忽视的。"

小思："这个我懂，每次你给我针灸都问我，有没有吃早餐？有没有口渴？是走路来的还是搭车来的？如果走路来的，让我休息15~20分钟，我还以为你就是单纯关心我。"

刘医生："说对了，是关心。将来，每一个你接诊的患者，你都需要关心许多方面。

比如你来的时候口气清新，所以我判断你没有喝酒；你脸色如常，没有发红、发青和发黑，你又是小姑娘，基本上不会在来之前有什么太大的惊吓和生气的事情，如果有，你一定会忍不住絮絮叨叨地跟我说。所以问你几个问题，基本上就可以确定给你选择的治疗方案了。"

小思："我还发现你治疗时特别喜欢问今天几号，现在几点？"

刘医生："这个就是传说中的'子午流注针法'。它根据经脉

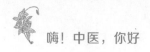

气血盛衰受自然界影响规律制订，人身之气血周流出入皆有定时，

运用这种方法可以推算出什么疾病应当在什么时辰取什么穴位进行

治疗。"

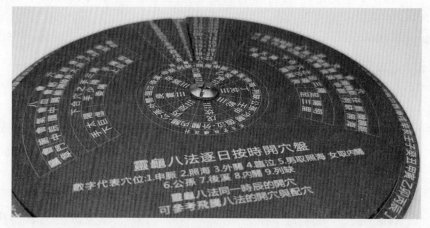

（按时辰选穴位罗盘）

拔火罐

"拔火罐"是我国民间流传很久的一种独特的治病方法，历史悠久，俗称"拔罐子""吸筒"。

在《本草纲目拾遗》中拔火罐叫作"火罐气"，《外科正宗》中又叫"拔筒法"。

具体操作方法是以各种材质的罐（现在常见的玻璃或塑料）作为工具，将罐吸附于皮肤体表部位上，通过点火或抽气的方式，使罐内产生负压，使罐吸附于体表穴位或患处，使局部皮肤充血、瘀血，产生良性刺激，达到调节

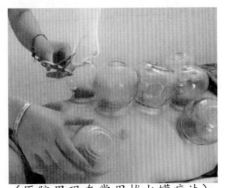

（医院里现在常用拔火罐疗法）

127

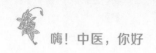

脏腑，平衡阴阳，疏通经络，防治疾病的目的。

中国古代多用于外科痈肿，起初并不是用罐，而是用磨有小孔的牛角筒，罩在患部排吸脓血，所以一些古籍中又取名为"角法"。

关于拔火罐治疗疾病最早的文字记载，是公元281～361年间，晋代葛洪著的《肘后方》。明清时代又逐渐发展了竹筒法和中药煮罐后拔之以治疗疾病的疗法。到了20世纪50年代，罐的种类从角罐、竹罐、陶瓷罐发展到了玻璃罐、塑料罐、磁疗罐、电气罐等新型的罐具。

经过历代医家的总结，拔罐疗法的治病范围也从早期的外科痈肿扩大到风湿痛、腰背肌肉劳损、头痛、感冒、咳嗽、哮喘、腹痛等内科疾病以及部分妇科疾病和皮肤病等。

我擅长拔罐疗法，通过该疗法治愈无数患者。上至八十多岁老人家下至一岁幼儿，在我那里都接受过拔罐疗法治疗。

2018年夏季有一个案例：74岁陆大爷，右侧太阳穴附近胀痛一个月加重3天，口服各种头痛药物无效来诊。仔细询问病因，是在家里盖院子劳累过度引发，来科室局部拔罐放血应手而愈。

我认为虽然拔罐疗法适应范围广、疗效好、见效快、经济实用、操作简便、使用安全，但是患者是否需要进行拔罐疗法，需要在专业医生的指导下操作，必须考虑患者身体状态。

拔罐时留罐时间，一般为 5 到 10 分钟，每天一次或隔天一次，3 到 5 次一个疗程。如果患者的症状拔罐一次得到明显的缓解，就不需要考虑疗程。

我的一个患者在电视节目上看到拔罐的好处，自己买了气罐，每天自己拔几次，坚持了一个星期，结果是感觉全身乏力，上楼都没有力气，这就是治疗不当的表现。

拔罐疗法是一种治疗方法，它是有禁忌症和注意事项的。有严重疾病如：血友病、白血病、恶性肿瘤、心衰等患者不宜拔罐；过饥、过饱、醉酒、过度疲劳，也不适宜拔罐。拔罐时部位、留罐时间、体位、拔罐数量的选择都是因人而异的。

民间有一种刮痧疗法和拔罐疗法的作用非常相似，具体治疗方法是用牛角、玉石等工具，在皮肤的相应部位刮拭，达到疏通经络，活血化瘀的目的，主要应用于中暑、感冒咳嗽、呕吐、疳积等疾病。

刺络

发热是一种常见病。我的好朋友小艳，有一次感冒发烧体温高达 40 度，发微信向我寻问有没有特效药。

我说："你为什么不去看当地的医生呢？"

她说："当地的医生告诉我，发热就是需要多休息，不需要吃药打针，回家多喝水，多睡觉就行了，如果感觉太热的话，可以吹空调。"

我觉得那个医生的回答简直太"厉害"了！只能说他非常坚信小艳的自愈能力！我也非常相信每个人的自愈能力，但我还是会根据患

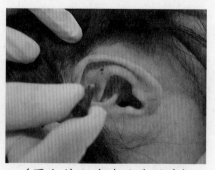

（耳穴放血疗法治疗腰痛）

130

者不同的身体状态选择相应的治疗方法，对于发热患者我最喜欢用的就是放血疗法。

今年我感冒发烧，再一次体验穴位放血疗法退热的神奇作用。

放血疗法又叫刺络穴法，使用三棱针刺破血络或和穴位放出适量的血液，或挤出少量的液体，或挑断皮下纤维组织，以治疗疾病的方法。此法来源于古代九针之一的"锋针"。

它具有通经活络、开窍泄热、消肿止痛等作用，适用范围非常广泛，常用于急症，如昏厥、高热、中风、急性咽喉肿痛、中暑和某些慢性病，如皮肤病、扭挫伤、头痛、肩周炎、肢体麻木、静脉曲张等。

在使用放血疗法的时候，一般都会跟患者做必要的解释以消除顾虑。因为很多第一次接受放血疗法的患者，在听到"放血"两个字，就自动在脑子里想象医生会拿一把大刀出来治疗他们。在被误解了许多次以后，虽然我每次都是拿一根细细的一次性放血针出来，但看到他们惊恐万分的神情，我已经见怪不怪了。

穴位注射疗法

"鬼拖脚"是乡下老人家最喜欢用来描述双脚非常困倦乏力，迈不开步子的状态。在我读研究生和医疗队下乡义诊时，第一次听到患者用这个名词来描述病情，感到非常惊讶。

一个年老的妇人跟我说，她干完一天的农活后，非常困倦，走路回家没有力，总感觉有一双无形的手在拖着她的双脚，步子都迈不开，我还记得当时她非常神秘地问我是不是有不干净（比如水鬼）的东西找上了她。

在我彻底弄明白她的意思和她的身体状态后，我斩钉

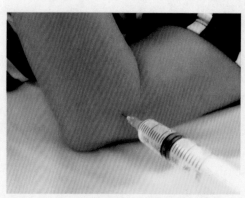

（穴位注射大肠经穴位疗法治疗便秘）

截铁地告诉她，没有不干净的东西找她，只是她过度劳累，身体比较虚弱，可以用一种叫穴位注射的简单方法治疗。

事实证明，我只在她的"足三里"穴位用生理盐水打了两次穴位注射，就把她的"鬼拖脚"给治好了。

穴位注射是中医学针刺疗法和西医学封闭疗法相结合基础上发展而来的一种新型的治疗方法。

它依据穴位的作用和药物的性能，在穴位内注入药物以防治疾病，又称为"水针"，它操作简便，用量很小，临床适应症很广，作用迅速，受到许多临床医生的推崇，内外妇科、儿科均可应用。

治疗时一般根据疾病需要选择肌肉丰厚部位的 1 到 4 个穴位和相应的药液。

比如，当归注射液、板蓝根注射液、维生素类注射液、5%葡萄糖、生理盐水，等等。

注射时应遵循无菌操作防感染，注意药物的性能、剂量和毒副作用防过敏，注意注射的部位和深度，防损伤。

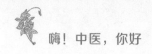

这个方法我们科室所有医生都使用过。遇到科室患者过多，我们的工作太过繁忙的时候，医生们也会出现走路乏力的"鬼拖脚"症状，这时我们会用生理盐水在环跳穴、丰隆穴进行穴位注射。它的即时效应非常强大，基本上注射完以后穴位感觉非常酸胀，但是10分钟后走起路来就非常轻巧，又可以生龙活虎地投入到工作中。

火针

我的导师为人非常风趣幽默，常常把深奥的医理用打比方的方法深入浅出地讲给我听，以下就是他给我讲述的一个疾病分析。

"生蛇"是一种皮肤病，西医叫"带状疱疹"，中医叫缠腰火丹，又称蛇缠腰、蛇串疮。病患的皮肤会出现红斑和水泡，一群一群长在一起，看来像一条蛇，所以俗称"生蛇"。

长"生蛇"很痛，像火烧一样，常常突然发病，若是治疗不及时，这种疼痛可以延续1到2年。"生蛇"常常长在腰、胸胁和

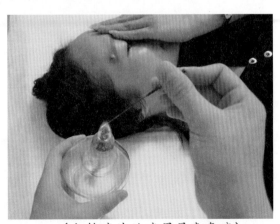

（火针疗法治疗眉尾青春痘）

大腿等地方，也会长在脸上，看上去就像一条红蛇缠绕在身上，十分恐怖。

那"蛇"出现了，怎么办？可以口服清热药，如龙胆泻肝丸和水鬼蕉的叶子醋泡外敷患处驱"蛇"。

还有一个办法就是用烧红"火针"，朝"蛇"的七寸点几下，"蛇"便会在几天后渐渐消失。

在我的临床生涯中，遇到过许多带状疱疹患者，用导师教的简单方法就做到了应手而愈。

导师说的"火针"，是特制的针具，火烧不变形，针柄的花纹又常常做成类似盘着的龙的形状，以方便医生紧握，故得名"盘龙火针"，古称"燔针"。

"火针"治疗方法，就是将"盘龙火针"烧红，迅速地刺入人体的一定部位或穴位，并快速地退出来治疗疾病的一种方法。

它具有温经散寒、通经活络、软坚散结、祛腐生肌的作用。主要治疗以疼痛为主且缠绵难愈的病症，比如风湿性关节炎、网球肘、腱鞘炎、腰肌劳损和皮肤病。

我还用"火针"成功治疗许多例腱鞘囊肿，囊肿内像果冻一样的胶装内容物，会随着火针刺入拔出后的通路流出，这样囊肿不必开刀就能治愈。

头针法

可能许多大人都陪孩子在家里看过《天线宝宝》动画片，我在科室常常制作"真人天线宝宝"，有大人也有小孩，还让他们满街走。具体做法是：给他们的头上扎5到8根针灸针。

这种治疗方法称为"头针法"，又称"头皮针法"，是指在头部的特定部位针刺的治疗方法。

针刺头部穴位治疗疾病的方法由来已久，在我国已有数千年的历史。历代的典籍对头部穴位的定位、数量、功能、主治范围都有明确的记载。

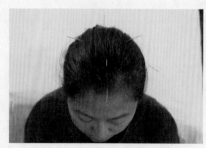

（头针疗法治疗头昏）

现代医学的大量实验结果表明，针刺头部区域对皮层功能有调节作用，可改善脑血流，有舒张血管、改善血管弹性等作用。

迄今为止，采用头针疗法，治疗的疾病种类已达数百种，涉及内外妇儿等临床各科，对脑源性疾病，如头痛、眩晕、中风、小儿脑瘫等的治疗效果尤为卓著。

因为临床观察发现头针治疗，配合运动有提高临床疗效的作用。对不害怕针刺的患者，刘医生会给他们留置头针，让他们自由活动，故而医院周围出现大小"天线宝宝"的场景。

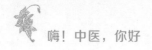

耳穴疗法

我刚进入医学院的时候，学院的外国留学生楼还在解剖教室的旁边。在我们只能跟尸体"聊天"时，那一届留学生们已经进入了实操。

有一次，在饭堂里，看着那些操着蹩脚汉语的外国同学炫耀着他们耳朵上贴的磁疗豆，眉飞色舞地跟我们解释耳朵上的穴位可以治疗失眠、胃痛、头痛、高血压、哮喘、荨麻疹、痤疮、眩晕、近视眼等等疾病，还可以用来戒烟时，我们只能听天书似的干瞪眼：耳朵怎么还可以治病啊？

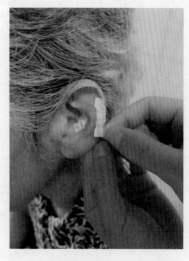

直到两年后，我们学到《刺法灸法学》的耳针法才彻底弄明白：耳针法是采用毫针或磁珠等其他的方式，刺激耳部的特定部位，以预防诊断治疗全身疾病的一种方法。

（耳穴贴敷治疗耳鸣）

它的治疗范围非常广泛，操作简便易行，对于疾病的预防和诊治具有很强的意义。

耳针诊治疾病历史非常悠久，在我国古代文献中早有记载，到了20世纪50年代法国的医学博士诺基尔提出了42个耳穴点和形如胚胎倒影的耳穴图，在一定程度上推动了耳针疗法的普及和发展，现在用耳针疗法治疗的疾病已达200多种。

如此看来常常揪耳朵也是保健养生的好方法。

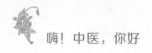
神灯

说到神灯，大家一定联想到阿拉伯神话故事中阿拉丁神灯。贫穷的年轻混混阿拉丁受一名来自马格里布的魔法师之邀，前往一个设有陷阱的洞穴中取出了一只神灯。神灯里住着一个威力强大的精灵，随时等待主人的使唤，能满足主人的所有愿望。

我所在的科室也有神灯，而且还不止一盏。

它的全名叫作红外线治疗仪。它的作用原理是红外线照射后直接产生温热效应，进而影响组织细胞的神经生化代谢和神经系统的功能。

"神灯"被广泛应用于治

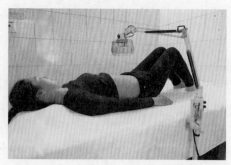

（神灯照射治疗腹痛）

疗风湿性关节炎、慢性支气管炎、胃肠炎、周围神经损伤、软组织损伤、冻伤、骨折、术后粘连、盆腔炎等各科疾病。从某种程度上说，它当真是一盏"神灯"。

使用禁忌：

（1）高烧患者不宜使用。高烧患者本身体温过高，而红外线治疗仪就是给人体加温的，所以高烧病人不适合使用红外线治疗仪。

（2）肿瘤病人不宜使用。红外线治疗仪的功效是加速血液循环，增强细胞活性。肿瘤也是人体的一部分，不当使用红外线治疗仪可能导致肿瘤更严重。

（3）开放性肺结核病人不宜使用。开放性肺结核病人是指痰内含有结核菌会传染给别人。该病症和肿瘤同理，亦不可使用红外线治疗仪。

（4）出血症患者不宜使用。红外线治疗仪虽有加速伤口愈合的功效，但那是在血小板正常的情况下，出血症的症状不属于红外线治疗仪的治疗范围。

（5）动脉硬化症患者不宜使用。动脉硬化是动脉的一种炎症

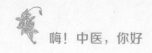

性病变，可使动脉管壁增厚、变硬，失去弹性、管腔狭小。这种症状仅单靠红外线治疗仪是无用的。

（6）特殊人群不宜使用。医生特意叮嘱不宜进行电磁／红外线治疗的人群，有些人由于体质原因，不宜进行电磁／红外线治疗，故不可使用红外线治疗仪。

推拿

中医推拿：指在人体经络、穴位上用推、拿、提、捏、揉等手法进行治疗，古称"按跷""跷引""案杌"，老百姓俗称：按摩疗法。据《素问·异法方宜论》所记载：按跷之法出自我国中州地区，因为中州环境潮湿，民众生活安逸，故"病多痿厥寒热"，宜按跷。

《周礼注疏》记载：战国时期名医扁鹊，在抢救虢太子"尸厥"暴疾时，成功地运用了推拿等治疗方法。

东汉著名医学家张仲景在《金匮要略》中介绍了：前胸按压抢救心跳、呼吸骤停的心肺复苏术治疗方法。

可见推拿疗法几千年来都被运用于医学临床，具有疏通经络、活血止痛、祛邪扶正、调和阴阳、延长寿命诸多功效。

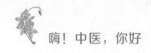

推拿手法归纳起来，有以下八种：按、摩、推、拿、揉、捏、颤、打，不是单纯孤立地使用，常常是几种手法相互配合进行的。

按法：利用指尖或指掌，在患者身体适当部位，有节奏地一起一落按下，叫作按法。

摩法：用手指或手掌在患者身体的适当部位温柔地按摩，叫作摩法。

推法：往前用力推动，叫作推法。

拿法：用手把某一部位的皮肤稍微用力拿起来，叫作拿法。

揉法：医生用手贴着患者皮肤，轻微地旋转、活动、揉拿，叫作揉法。

捏法：在适当部位，用手指把皮肤和肌肉从骨面上捏起来，叫捏法。

颤法：是一种震颤而抖动的按摩手法。

打法：打法又叫叩击法。

推拿疗法不需要特殊医疗设备，也不受时间、地点、气候条件的限制，易学易用，无副作用。

现在广泛运用于：

（1）骨伤科，如颈椎病、落枕、肩关节周围炎、慢性腰肌劳损等。

（2）内科，如胃脘痛、便秘、泄泻、感冒、咳嗽、眩晕、卒中后遗症等。

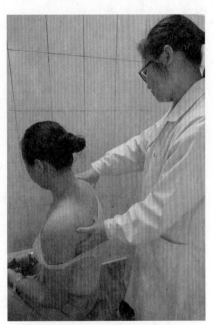

（3）妇科，如产后少乳、产后身痛、月经不调、闭经、慢性盆腔炎、子宫脱垂等。

（推拿疗法治疗肩周炎）

（4）儿科，如小儿脑瘫，厌食、疳积、腹泻便秘、遗尿、惊风、夜啼、感冒、发热、呕吐、小儿麻痹后遗症等。

（5）五官科，如近视、耳聋、耳鸣、鼻炎、慢性咽炎等。

（6）美容减肥、保健等。

因可运用场景众多，故而受到老百姓的追捧。

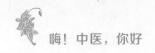
现在满大街都有足疗养生馆，方便了老百姓。但在大家进行推拿疗法时有以下注意事项。

（1）身心放松。

（2）推拿者应掌握常用穴位的取穴方法和正确操作手法。

（3）推拿者应用力恰当，用力过小起不到应有的刺激作用，用力过大易产生疼痛感或损伤皮肤。

（4）推拿保健的时间，每次以10到30分钟为宜。

（5）为了加强疗效，防止皮肤破损，在推拿时可选橄榄油等做按摩剂。

（6）若有骨折、结核、肿瘤、出血、局部皮肤破损溃疡等，禁止推拿。

（7）推拿后有出汗现象时，应注意避风，以免感冒。

（8）在过饥、过饱、酗酒或过度疲劳时，不宜做保健推拿。

还有一类特殊的推拿治疗体系——小儿推拿，它形成于明代，以《保婴神术按摩经》等小儿推拿专著的问世为标志。现在仍然被广泛应用于小儿泄泻、呕吐、食积、厌食、便秘、腹痛、脱肛、感冒、咳嗽、哮喘、发热、遗尿、夜啼、肌性斜颈、落枕、惊风等疾病，有较好的效果。

我认为比起吃药、打针，小儿推拿更容易被孩子接受，在与孩子的有趣互动中，不但增进了亲子关系，还可让孩子健康成长。

我非常喜欢用"小儿捏脊"疗法，就是通过提捏的手法刺激脊柱旁边背部的穴位，达到调理脏腑、增强体质的目的，我称之为"蚂蚁上树"，提捏手法重就是"大蚂蚁上树"，提捏手法轻就是"小蚂蚁上树"。

该疗法比较适用于小儿脾胃虚弱所引起的疳积、消化不良、厌食、慢性腹泻、呕吐、便秘，或者肺气虚引起的慢性咳嗽、哮喘缓解期等慢性疾病。

此外，对于小儿的胆小、爱哭、咬指甲、脾气暴躁等症也有明显改善的效果。

从孩子尾椎下开始，食指与拇指合作，在食指向前轻推患儿皮肤的基础上与拇指一起将儿童的皮肤捏拿起来，然后沿着脊柱，自

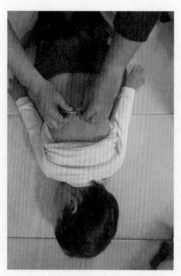

（小儿捏脊疗法）

下而上，按照推、捏、捻、放的先后顺序，自尾椎下向上捏拿至脊背上端，这叫捏一遍，如此捏 6 ～ 7 遍。一般每天捏一次，连续 7 ～ 10 天为一疗程。疗效出现较晚的宝宝可连续做两个疗程。

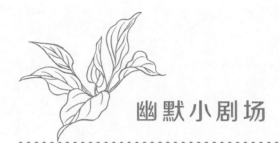

幽默小剧场

小秀："拔罐那么好，可以减肥吗？"

刘医生："对体内有湿气的、需要减肥的人群，有一定的辅助作用。"

小秀："拔哪里，哪里的肉就没有吗？"

刘医生："你想多了，你说的那个神奇方法叫作抽脂，不叫拔罐。"

小秀："抽脂不好吗？"

刘医生："当然有好的一面，可以迅速地减肥，直接变成赵飞燕。

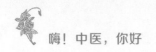

但是也会出现皮肤松弛、内脏下垂、精神抑郁等后遗症……"

小秀："哦，那我还是胖胖的好了。"

· ·

我的好友小燕身体一直很棒。

一天早上，她火急火燎地跑来找我，对我说："刘冠麟，我浑身酸痛，是不是快要死了？你要救我。"

我见她活蹦乱跳的，所以不急不忙地问她怎么回事。

小燕："昨天晚上和几个朋友去推拿按摩，今天早上起来就浑身酸痛，觉得自己被人打了一般！"

刘医生："昨晚你推拿的时候是不是感觉很痛？"

小燕："是呀是呀，你怎么知道？推拿师按摩我身上每一个地方我都痛的不行。"

刘医生："那就可能是手法反应，一般不用处理，实在太难受就给你用中药热敷一下。"

她终于把心放回肚子里，叹口气说："那个推拿师的手是不是有毒啊？怎么按到哪里，哪里就痛？"

刘医生："想象力太丰富了，只能说那个推拿师的手法不适合你！下次找个温柔一些的，比较靠谱！"

小燕："我以为怎么推拿都是对身体有好处的。"

刘医生："任何的治疗方法都有适应症，你需要和你的推拿师协商，正确选择合适你的治疗方案。换成我，会找医学经验丰富、手法娴熟的推拿师预先沟通好，再治疗，才会达到预期的治疗保健效果。"

小燕："又学到一招！"

第七章
中医，中药怎么用

传统中国人应用中药的方法有佩戴、贴敷、外洗和煎熬内服等。

到了现代，结合现代科学，中药已经被制成口服液、冲剂、注射针剂、洗发水、面膜、眼贴、足贴、护肤品等等各种剂型，更深地融入中国人的日常生活中，让我们更加健康的生活。

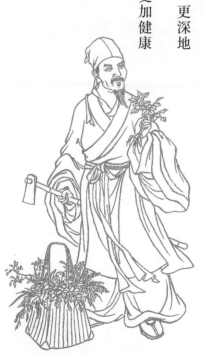

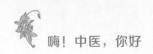

开篇小故事

大清早，刘医生所在医院科室，诊室外挤满了求医者。

刘医生的一个好朋友小玲急急忙忙跑到刘医生面前，兴奋地讲个不停。

小玲："亲爱的，我的急性肠胃炎好了！什么药都没有吃，就是贴了你给的中药贴，太神奇了！"

刘医生："那你还来看医生？"

小玲："特地跑来告诉你这个好消息啊！你药到病除，要不要我送一面大大的锦旗给你！"

刘医生："谢了，诊室没有地方挂。"

小玲："那你治好我，我都不知道怎么感谢你，我封你为我的女神好了。"

刘医生："不用谢，不用封，我本来就是！"

她继续叽叽喳喳地讲个不停……

刘医生无奈道："如果你是女神，你可以选择我不忙时间来找我玩。"

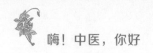

杨贵妃的香囊

古代仕女们最喜欢的配饰估计就是香囊了，现陕西历史博物馆收藏的"唐代葡萄花鸟纹香囊"，是目前出土的最精美的古代香具之一，该香囊银质打造，呈圆球形，通体镂空，时至今日，这个香囊依然能灵活转动，平衡不倒。相传它是杨贵妃心爱之物。

《旧唐书》记载：安禄山反叛，玄宗等逃离长安，途径马嵬坡时，赐死杨贵妃，仓促下葬。玄宗后来自蜀地重返京都，念及旧情，密令改葬。当挖开旧冢时，发现当初埋葬时用于裹尸的紫色褥子以及尸体都已经腐烂，唯有香囊还完好无损。

早在2500多年前，我国《诗经》收录的诗歌已有对香囊的描述，香囊亦称"佩帷""容臭"。

它是用彩色丝线在彩绸上绣制出古老神奇图案纹饰，缝制成形状各异、大小不等的绣囊，或用金银打造成精美香具，内装浓烈芳香气味的香料研制的细末制成。若是香囊中的香料选择特定的防治疾病的中草药，我们则称之为中药香囊。

中药香囊源自中医的"衣冠疗法"。古人认为邪气可以经口鼻而入，特别是惊蛰节气后，气候明显转暖，疫病萌发，将芳香开窍化浊的苍术、白芷、菖蒲、川芎、香附、辛夷等中药制成香囊佩戴，可以防治疾病。古人根据每年的气候特征和防治的疾病不同，选择的中药配方也不同。

现代研究发现中药散发的芳香类物质通过呼吸道进入人体后，可以刺激机体免疫系统，对多种致病菌有抑制生长的作用。经常佩戴或将香囊置于衣兜、枕边，对于流感、鼻炎、手足口病、白喉、水痘、流行性脑膜炎、麻疹等均有一定的预防和辅助治疗的功用，此外，香囊也具有很强的祛蚊虫功效。

佩戴香囊不仅是中国人用来治病、防病的方法，它还承载着厚重的中华文化，它是古人表达对美好生活无限向往的艺术载体。

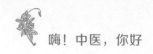

三伏贴别乱贴

每年天气最热的时候——三伏天，诊室里的病人就络绎不绝，很多都是来贴三伏贴的。三伏贴是一种冬病夏治的方法，根据中医"天人相应"的观念，在夏季三伏日，自然界阳气最旺盛的时候，用辛温的药物贴敷于特定穴位，治疗一些反复发作的过敏性疾病。

近几年因为某些媒体大力宣传三伏贴的益处，让很多人盲目地认为三伏贴就是灵丹妙药，三伏天一到就争相来医院贴，闹出许多啼笑皆非的事。

一天，刘医生好友小黄和她的两个小姐妹，直接来到诊室要求医生给她们贴三伏贴。

刘医生问："你们为什么要贴三伏贴？"

小黄回答："电视上都说了，三伏天贴三伏贴特别好！"

刘医生说："在我记忆里，你的身体很棒，平时感冒，你喝两天开水也好了。"

小黄回答："对呀，我平常身体没什么毛病。"

刘医生问："那你有没有觉得疲乏无力、腰酸腿软、吃冷东西容易拉肚子、累了以后脚肿、晚上夜尿多、情绪很低落之类的？"

小黄摇摇头："没有，我现在吃好、喝好、睡好、精神好！"

刘医生继续耐心地问："那你带来的这两个小姐妹，有没有什么慢性病或者这些症状呢？"

只见小黄带来的那两个姐妹也摇摇头。

刘医生只能很无奈地告诉她们："三伏贴也是一种中医治疗方法，也是在使用中药，只不过中药是通过皮肤吸收而已，你们没有慢性病又不是阳虚体质，为什么要用辛温的中药？其实，你们都不需要贴三伏贴！"

说完刘医生就让她们该做什么就去做什么。

小黄却不舍得走，继续问："刘医生，我们真的不需要贴吗？"

刘医生斩钉截铁地告诉她："真的不需要！"

小黄一脸疑惑地问："那到底什么人适合贴三伏贴呢？"

刘医生回答："阳虚体质的人适合贴，也就是老百姓说的虚寒体质的那一类人，他们的典型特征是：全身怕冷，对气候转凉特别敏感，受寒易腹泻；喜喝热茶、热汤；疲乏无力，动则心慌、气短、容易出汗；劳累后浮肿，或夜间多尿；情绪低落、有孤独感。"

小黄继续问："那什么病可以贴呢？"

刘医生回答："一般是慢性的反复发作的疾病适合，常见的有以下几种：（1）支气管哮喘，慢性支气管炎，反复感冒，慢性鼻咽炎等；（2）风湿与类风湿性关节炎；（3）慢性胃肠炎；（4）小儿厌食、遗尿；（5）虚寒性头痛、颈肩腰腿痛、痛经。"

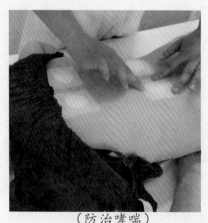
（防治哮喘）

小黄说："我明白了，等我回去跟朋友宣传一下，有这些病都让他们

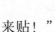

来贴！"

刘医生回答："好的，但是三伏贴还是有一定的禁忌症的：（1）对药物过敏、皮肤长疱、疖以及皮肤破损不宜贴；（2）特殊人群，即孕妇、1岁以下的孩子和糖尿病患者不宜贴。"

小黄说："哇，还那么多的讲究！"

刘医生回答："当然啦，三伏贴是一种中医治疗方法，贴了以后还有讲究，比如贴敷的时间为1到2个小时；贴敷后饮食清淡；贴敷后3小时不能洗澡等等。特别需要提醒的是：被贴敷部位皮肤可能会出现红、肿、热、痛、起水泡、留印记等情况，这些反应在中医来讲都是排病反应，排出体内的风寒湿等病邪。"

小黄问："什么是排病反应？我第一次听说。"

刘医生回答："古人在《尚书》中提及：若药不瞑眩，厥疾弗瘳。意思是说一个病重的人，如果在使用中药之后，没有出现不舒服的现象，那就不能彻底治愈这个病。瞑眩反应，可理解为排病反应或身体调节反应，是指长期患病的人经过治疗会出现身体不适症状，如拉肚子、吐痰、低热、口渴等，少则一两天，多则一周，每个人

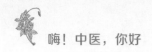

出现的轻重程度也不同。"

小黄又问："那我怎么知道出现症状是排病反应或者真的生病了呢？"

刘医生："很简单，看人是否精神旺盛，排病反应就是由病态向健康态过渡的过程，人会越来越精神，真生病的人会像霜打的茄子一样没精神。"

音乐也可以治病

大家可能对《功夫》这部电影里盲人弹琴杀人于无形的场景记忆尤深。虽然那是电影虚构的一个情节，但是音乐对人身体的影响不容小觑。

有一年秋天，我的好友小萍因为工作不顺郁郁寡欢，来科室坐着不肯走："刘冠麟，我是不是病了啊？天天不开心，怎么办？"

我说："身体检测各项指标正常，不开心是一时半会的，忘记不开心的事向前看就行！"

小萍不依不饶："就是不开心，你快点开药给我吃。"

我说："你没病，只是心情不好，吃什么药？"

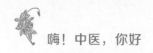

在小萍对我死缠烂打半小时后，我给她开的药如下：每天晚 7 点到 8 点听名曲《胡笳十八拍》。

小萍拿着处方一副想揍我的表情说："这是处方吗？"

我淡定地说："是啊，音乐本身是养生疗疾的良药，北宋文学家欧阳修因仕途不顺曾患抑郁症，经多方医治无效，后来他常常抚琴，抑郁症就没了。你不是和他的遭遇一样吗？"

小萍再次将信将疑地问："你没有骗我？"

我很想翻白眼："没有，你想啊，乐的繁体字是'樂'，在上面加了草字头，就变成了'藥'（药），自古以来乐、药同源。司马迁在《史记·乐书》中曾提到'音乐者，所以动荡血脉，通畅精神而和正心'，音乐感受于心，心主神明。通过聆听音乐产生良性的精神意识活动，从而调节各脏腑功能，即'五音内动五脏'，所以音乐是用耳朵'吃'的中药，明白了吗？"

小萍一副孤陋寡闻的模样："为什么要让我听这个曲子？"

我感觉我在上课："我们根据宫、商、角、徵、羽五音的特性与五脏五行的关系来选择曲目治疗各种疾病。

（1）宫调式 Do 乐曲，风格悠扬沉静、淳厚庄重，有如'土'般宽厚结实，可入脾，应当吹笙，健脾。

（2）商调式 Re 乐曲，风格高亢悲壮、铿锵雄伟，具有'金'之特性，可入肺，适弹古筝，润肺。

（3）角调式 Mi 乐曲构成了大地回春，万物萌生，生机盎然的旋律，曲调亲切爽朗，具有'木'之特性，可入肝，可伴箫声，养肝。

（4）徵调式 So 乐曲，旋律热烈欢快、活泼轻松，构成层次分明、情绪欢畅的感染气氛，具有'火'之特性，可入心，宜用笛奏，舒心。

（5）羽调式 La 音乐，风格清纯，凄切哀怨，苍凉柔润，如天垂晶幕，行云流水，具有'水'之特性，可入肾，与琴音调，补肾。

肝气郁结，郁郁寡欢，若要肝气调达，就要选《胡笳十八拍》这首乐曲，它有属金的商音，对体内过多的木气有抑制作用，同时此曲又婉转地配上了属于水的羽音，水可以很好地滋养木气，使滞郁的肝气柔软、顺畅，从而达到解郁养肝的功效，明白了吗？"

小萍一脸佩服道："还有这么多学问？那其他病听什么音乐？"

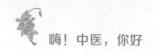

我发现她忽然变身为超级爱提问的小学生，但还是耐心地回答了她。

当代人由于现实生活和工作的压力，睡眠和运动量减少等不良的生活方式容易引起心脏系统的不适。这时可以选笛子名曲《紫竹调》，它含有火的徵音和属于水的羽音，睡前听可以缓解生活和工作中的压力，使心境平和，对补益心脏系统有效。

对于暴饮暴食、思虑过度等原因让脾负担过重，出现腹胀、便秘等不适症状的可以选择《十面埋伏》《春江花月夜》《月儿高》此类宫调乐曲，曲风沉静悠扬，如《十面埋伏》，这首曲子运用了较为频繁的宫音，用餐后一小时听能够刺激脾胃有节律地对食物进行消化与吸收。

那些有肺部疾病，比如咳嗽、气喘、鼻塞等症状的患者可以选择商调式乐曲，像曲调高昂、悲壮铿锵如金的《阳春白雪》就能恰到好处的润肺，如果听曲时能伴随着曲子的旋律呼吸效果更好。

而对于一些腰膝酸软、夜尿多的肾气虚患者，音色轻逸超脱的古琴演奏的《梅花三弄》是不错的选择，它如行云流水般的羽调式乐曲，风格清纯，对肾有很好的补益作用。

小萍一脸崇拜地看着我说："这个处方太棒了，我回去马上就用。音乐的作用太神奇了！"

我说："当然了，我们老祖宗发现五音不仅可以调五脏，更可以改善人的性情，《晋书·乐志》中就指出：'是以闻其宫声，使人温良而宽大；闻其商声，使人方廉而好义；闻其角声，使人倾隐而仁爱；闻其徵声，使人乐养而好使；闻其羽声，使人恭俭礼。'如果你有空学习一样门古代乐器，就可以朝着仙女的方向进阶了。"

小萍一脸向往："其实你说的我也有一定的了解，就是现代所说的音乐疗法吧。"

我说："是的，现代医学研究表明，通过音乐，人们可以调节自身情绪，保持心理平衡。不同风格的音乐可以让人们体会到高兴、愤怒、悲伤等情绪。好的音乐可以改善人们异常情感，使人的心情平和，患病的概率也相对减少；而具有疯狂节奏的音乐、高强分贝的音乐，常听则会让人情绪急躁、精神紧张，导致听力减退、血压不稳、心律不齐等症状。所以音乐也要有选择地听。"

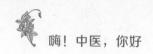
　　小萍心悦诚服地拿着我开的处方离开了，一个月以后，她又"满血复活"投入到工作中，给我打电话时兴奋的声音大到隔壁房间都听得到。"

药食同源

2017 年秋天我参加了一个朋友晚宴，朋友甲无意中聊到一个假中医如何谋财害命的新闻。

朋友乙马上对中医嗤之以鼻，他说："现在西医学那么发达，为什么还相信中医？有病就去医院打吊针、吃西药不就行了吗？为什么把自己的命交给那种江湖骗子！"说完还意有所指地看着我。

当时我就笑了，说："你说的对，把自己的身家性命交给不懂医的人，真的是很愚蠢的行为。"

朋友乙直接问我："那还要中医干什么？"

我非常无奈地告诉他："不是所有疾病打吊针、吃西药都能解决，无论是中医还是西医，都有各自的长处。任何传承千年的医学文化体系都有自己存在的价值和意义，当这种文化没有它生存的土壤和环境的时候，它就会自然消亡。而不是发现几个伪中医就简单粗暴地将中医文化全盘否定。事实证明，中医有顽强的生命力，即使在西医高度发达的现代美国也有超过 100 万的注册中医生，美国每年中药饮片的费用超过 30 亿美金。旧中国的民国政府也曾想取缔中医，但是没能成功，因为中医是一种传统文化，它渗透在每个中国人生活中。"

朋友乙有点不服气地说："我就不相信中医，我从来不吃中药。"

我感觉在哄小朋友："当然，每个人对同一事物的认知程度和观察角度是完全不一样的，你不相信中医，没关系。但是你说你从来不吃中药，我觉得不太可能。"

朋友乙对于我气定神闲的否认有些生气："现在的中药贵得要死，你看安宫牛黄丸，一颗就要好几百元。"

我有些了然地笑了笑："对的，安宫牛黄丸是救命的药，是不便宜。"说完我话锋一转，问道："今年天气非常热，你有没有喝绿豆汤解暑？"

朋友乙一脸茫然地看着我，回答："肯定吃了，三伏天那几天基本上每天都要喝一碗，要不然这么热的夏天怎么过？"

我很抱歉地告诉他："绿豆就是中药，它味甘、性凉、归心、胃经，具有清热解毒，消暑利水的作用，而且你常常吃的生姜、葱白、辣椒都是中药，包括你刚刚夹到碗里正准备吃的鸡蛋黄，恰巧被中医称为鸡子黄，也是中药。"

看着朋友乙夹着鸡蛋黄，吃也不是不吃也不是的模样，我笑笑说："它现在只是一道菜，吃吧，味道应该还不错。"

朋友丙调侃道："刘冠麟，下次你去给中学生们上中医课的时候，把他带上吧，他就是一个医盲！"

朋友甲说："择时不如撞日，刘冠麟，要不你今天就给我们讲讲我们常吃的食物哪些是中药吧，我也很感兴趣，免得以后吃错药。"

应朋友盛情邀请，我就闲聊似的讲了几味中药知识给他们听。

补脾胃用红枣

我们从小就特别喜欢吃的零食红枣，其实是一味补脾胃的中药，

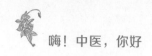

它性味甘温，具有补中益气，养血安神，缓和药性的作用，可见红枣其实是适合脾胃虚弱的人群食用。

在《黄帝内经》所倡导的饮食原则"五果为助"中被列为五果之首。"五果为助"的意思是枣、李、杏、栗、桃五种果实可以帮助滋养五脏，所以气血虚弱，面色萎黄的妇女小孩都适合经常吃几颗当零食。

我曾经治疗过一位失眠病史 2 年的 40 岁女性患者。当我问及她的饮食生活习惯时，发现她道听途说她自己气血虚，2 年前开始，每天吃半斤红枣来养气血，其实她是典型的湿热体质，红枣是属于温性的药物，长期大量食用的结果是：失眠易怒、口臭、便秘。知道原因，解决方案就很简单：把她每天吃的红枣改成薏米，一个星期后，她就慢慢地好了。

健脾利湿用薏米

对于体质湿热的人群，我特别喜欢开薏米这味中药。

因为薏米甘淡微寒，有利水消肿、健脾清热利湿的功效。它使用起来非常方便，可做成粥、饭、汤和各种面食供人们食用，口感很不错。

《神农本草经》这样记载它："上品、久服令人轻身不老。"现代研究也表明：常食薏米可以保持皮肤光泽细腻，对粉刺、痤疮、老年斑、皮肤粗糙等都有良好的疗效，爱美人士可以经常食用。

这里要强调的一点就是因为它性微寒，对寒性体质的人，食用的时候需要将它先炒香去其寒性再服用。

养肝明目用枸杞子

枸杞自古就是滋补的上品，几千年前我们的祖先就发现它有延缓衰老的功效。

枸杞全身是宝，其叶又名天精草，老百姓春天采其嫩叶作蔬菜炒食，其味清凉可口，有清热除烦助睡眠的功效，《红楼梦》贾府的宴席上就有"油炒天精芽"这道菜肴。

夏秋，枸杞果实成熟，名枸杞子。古书上记载枸杞子神奇疗效的故事不胜枚举，我讲一个广为流传的：唐代润州有个开元寺，寺里有一口古井，井旁栽种了很多枸杞树，高的有一二丈，其根盘结粗壮，枸杞子成熟后纷纷跌落井中，寺里的僧人长期饮用这口古井

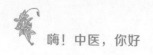
的水，人人面色红润，至七十而头不白、齿不掉。

枸杞子有滋补肝肾，养肝明目的作用，现代人常常熬夜用眼过度，可以用几颗枸杞子泡水喝，简单又有效。

大补元气用人参

早在4000年前，中国人就开始食用人参，《神农本草经》记载："人参，主补五脏，安精神，定魂魄，止惊悸，除邪气，明目，开心益智。久服，轻身延年。一名人衔，一名鬼盖。生山谷。"

现代研究表明：人参中蕴含的人参皂苷确实能够改善记忆、延缓衰老、提高免疫和改善心血管系统功能。

正因为人参神奇的疗效，它在民间口耳相传的过程中变成了能够幻化人形、助人修道成仙，堪比唐僧肉的精怪，人形的老山参更有了不得的神性。

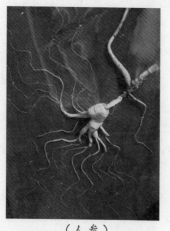

（人参）

现在，人参已经不稀奇，老百姓可以在超市、药房买到，就连影视作品中人参的出镜率也不低。其实，人参的品种繁多：昂贵的野山参、长白山人参、高丽参、人工种植的园参等。

这些人参都有大补元气的作用，适合身体严重虚弱的患者，身体健康的人是不宜吃的。2004年急诊内科的一个案例让我记忆犹新：一对年轻的夫妇出去旅游回来觉得困倦了，就把他家里的野山参整根炖了只乌鸡吃下，结果这对年轻的夫妻吃完后几小时就开始发热，最高体温超过40度，住院五天后体温才慢慢恢复正常。

所以凡是中药都是有它的偏性，适合吃它的人吃了就是仙丹，不适合吃它的人的吃了就是毒药。

另外还有一种参叫西洋参：原产加拿大和美国，它性凉，入心、肺、肾三经。因其偏凉而补，能益肺阴、清虚火、生津止渴，如果身体虚弱又受不了人参之温补者，就可以此代之。

健脾利湿用茯苓

我最喜欢的零食之一是传统名点——茯苓饼，它由淀粉烙制成薄如纸、白似雪的外皮包裹果仁、蜂蜜和茯苓粉而成，甜香味美，入口即化，有健脾养胃的功效。

茯苓其实是一味常用的中药，它长在20～30厘米的地下，是

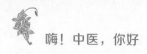

寄生在松根上的真菌，有利水渗湿、健脾和胃、宁心安神的功用。

《神农本草经》记载："久服安魂养神，不饥延年。"现代医学研究发现：茯苓能增强机体免疫力，茯苓多糖有明显的抗肿瘤及保肝脏的作用。

苏东坡60岁时依然记忆力惊人，在他的《东坡杂记》中记述了长生要诀：用茯苓加白蜜和芝麻做成饼，食之日久气力不见衰，百病自去。

明代李时珍《本草纲目》除了介绍茯苓粥外，还介绍了茯苓馄饨、茯苓饼、茯苓包子、茯苓糕等食谱，将中国传统的药食同源的理论体现到了极致。

温中散寒用生姜

自古以来我国民间就有"生姜治百病"之说，比如外出淋雨归来，家里的长辈会让我们喝一碗生姜水驱寒；若是晚上咳嗽有白痰，家里的长辈也会用生姜切片，沿着咳嗽患者的背部脊柱使劲搓红来缓解症状。

还记得我小时候有一次吃冰淇淋吃得太多，不想吃饭肚子胀，外婆就用一大块生姜煮水给我喝，然后用生姜搓我的小肚子，我很快就好了。

生姜其实也是一味中药，它味辛，性微温，归肺、脾、胃经，具有解表散寒、温中止呕、温肺止咳、解鱼蟹毒的功效，用于风寒感冒、胃寒呕吐、肺寒咳嗽等。

东汉名医张仲景的处方中常常用姜，他的《金匮要略》中记载了一个治血虚有寒的名方"当归生姜羊肉汤"，对腹中冷痛、妇女产后虚寒腹痛或虚寒性的痛经，皆有较好的疗效。每年的夏至日，我都会让体质虚寒的病友吃这个药膳。

虽然讲了很多生姜的神奇作用，但吃生姜并非多多益善，生姜性辛温，属热性食物，根据"热者寒之"原则适当使用才能发挥它的作用。

包治百病用甘草

有一年的初秋，我接诊了一个71岁的男性患者，他的症状是连续打嗝一周，仔细询问诱因才知道，打嗝前的几天，他早上起来头昏就到药店买了一些药吃，连同他经常服用的降脂药，一天吃五

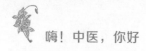

种药，每种药两到三次，起床后到睡觉的时间，大约一个小时吃一种药。病因找到了，治疗起来非常简单，除了降脂药其余的药全部停用，用甘草一味中药熬水喝，3天后患者打嗝症状消失。

为什么甘草会有如此神奇的作用？

《本草纲目》记载："甘草，治七十二种乳石毒，解一千二百种草木毒，调和众药有功，故有'国老'之号。"

意思是甘草能调和药性，解药毒。我判断该患者是用药太多太杂，因药毒导致的胃气上逆，故而一味甘草就显效。

甘草，自古就被赋予了极高的中药地位。

《神农本草经》记载："甘草，药之上品，可坚筋骨、长肌肉、增气力和解百毒。"它性味平甘，归心、肺、脾、胃，具有补脾益气、清热解毒、祛痰止咳、缓急止痛、调和诸药的功效，现在广泛应用于心悸、咳嗽、脘腹和四肢挛急作痛、热毒疮疡、咽喉肿痛及药食中毒等症，简直就是包治百病的良药。

勤劳勇敢智慧的中国人创造了药食同源的饮食文化，我们常常吃的红薯、土豆、淮山、泥鳅、小米、莲子、莲藕、蚕豆、核桃、桂圆、西红柿、花生、红糖、梨子、葱蒜等都可入药，我们根据不同体质选择不同的饮食疗法来保养我们的身体，药食同源的饮食文化已然融入每个中国人的血液里。

在现代的快节奏生活中，很多中药的保养品孕育而生，把中药制成各种冲剂、口服液、面膜、药膏等等剂型，用起来非常方便。

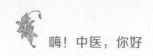
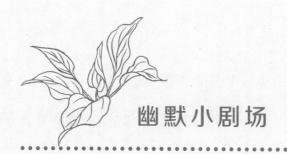

幽默小剧场

最近我洗头发用好友小凤自己生产的人参生姜洗发水，洗完以后头发顺滑得不得了，小凤问我有什么意见可以提。

我弱弱地说一句："你人参可不可以少放一点，我每次洗完头都感觉自己是人参娃娃，一头的人参味！"

无独有偶，好朋友小迪送来一箱灵芝面膜，敷完面膜，满脸的中药灵芝味，脸水润得和灵芝娃娃一样，感觉自己超级幸福。

忽然想起古代炮制中药的《雷公炮炙论》里繁复的中药炮制过程，估计老祖宗也没有想到现代人如此聪明，现代科技如此进步，可以把中药运用得如此淋漓尽致。

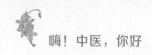

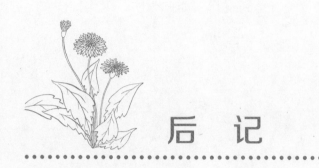

后　记

写完这本书，我发现自己写了一本中医故事书，希望有耐心读完这本书的朋友们能成为半个中医。

中医入门真的非常简单，它就是我们的文化的一部分，我们出生那一刻起，它都在一直伴随着我们的成长。

我自己有养育三个宝宝的经历，他们小时候发热咳嗽、肚子不舒服，我就给他们推鸡蛋、拔罐；跌倒后出现伤处，有红红肿肿的地方，我就给他们涂上用母乳和高度酒按1:1比例泡的奶酒；他们流清鼻涕，就在他们的背上搓一下生姜；他们睡不着，就在他们的背后捏一下脊柱，和他们说蚂蚁上树……一些小小的中医方法，让他们健康快乐地长大，就像我之前说的：中医其实是一种美好的生活方式。

我常常想，我们一生学习这么多文化知识，为什么不花一些时间来学习中医传统文化呢？

希望这本书的知识能帮助到爱中医的你，希望中医文化精髓能一直传承下去。

在此感谢我的恩师王登旗教授、肖继芳教授、邓柏颖教授、刘力红教授；感谢我的家人和我的徒弟们；感谢我的同事：李格平、袁献群、叶龙姣、刘思桦、刘可可；感谢我的医学同学：唐欣、张翔、兰海松；感谢我的朋友李鲆、龚文祥、刘迪逊、张爱林、赵宜、张可以，李伟彬、兰崇岳、万媛、刘东升、田群、凌丹、林咸洪、袁新明、施懿珈、文治、张云凤、郭丽；何继红、周昆、班炎、糜友、刘爱萍萍、何巧玲、高秀、申锋、余春燕、郭芸利、韦荣涛、丘玲献、潘荣莹、何春雨、包玲、吴艳玲、林芳芳、林翠、龙巧英、杨承玉、

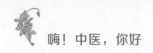

周阳燕、莫映、黄芝竹、满桂妮、孙安荔、李新红、伍媛媛……（原谅我不能把所有人的名字都录上）感谢你们的多年来支持鼓励，感谢你们一路同行，让我在医学的道路上不停地奔跑。

参考文献

［1］吴敦序.中医基础理论［M］.上海：上海科学技术出版社,1994:10-184.

［2］李灿东,吴承玉.中医诊断学［M］.北京：中国中医药出版社,2012:12-212.

［3］王富春,马铁明.刺法灸法学［M］.北京：中国中医药出版社,2016:9-144.

［4］房敏,宋柏林.推拿学［M］.北京：中医药出版社,2016:78-30.

［5］张长琳.看不见的彩虹［M］.浙江：浙江科学技术出版社,2013:54-173.

［6］陈朝宗.五脏保养书［M］.江西：江西美术出版社,2007:16-35.

［7］罗大伦.图解舌诊［M］.江西：江西科学技术出版社,2016:9-144.

［8］田元祥.九型体质［M］.北京：科学技术文献出版社,2012:194-211.